全国高等医药院校临床实习指南系列教材
案例版™

神经病学临床实习指南

主 编 张小宁
副主编 吐尔逊 殷立新
编 委 (以姓氏笔画为序)
马建华 吐尔逊 米扎提
张小宁 张 沛 张 洋
阿不里克木 范庆雷
罗东辉 殷立新 郭雪冰
韩登峰 雷 晶 蔡 坚

科学出版社
北 京

内容简介

本书内容主要包括神经病学临床实习指南和神经病学诊疗常规,共十四章,各病种均以临床案例的形式进行分析。本书着重阐述临床医师对神经系统常见疾病的诊断思路和治疗方案,从具体案例的特点入手,结合了5年制医学本科教育教材,着重培养各级医生的临床思维方法和解决临床实际问题的能力。本书的第一部分主要介绍了神经系统常见疾病的临床表现、诊断依据和鉴别诊断,并介绍了常用的治疗方法。第二部分主要介绍了神经内科的诊疗操作常规。

本书在编写过程中注意内容的实用性,案例的代表性,密切关注医学的最新动态发展趋势,强调循证医学证据。本书适用于临床实习医师、进修医师、主治医师和医学本科生、研究生参阅。

图书在版编目(CIP)数据

神经病学临床实习指南:案例版/张小宁主编. —北京:科学出版社,2008
全国高等医药院校临床实习指南系列教材
ISBN 978-7-03-022372-2

Ⅰ.神…　Ⅱ.张…　Ⅲ.神经病学-实习-医学院校-教学参考资料
Ⅳ.R741

中国版本图书馆 CIP 数据核字(2008)第 091960 号

策划编辑:李国红／责任编辑:周万灏　李国红／责任校对:郑金红
责任印制:徐晓晨／封面设计:黄　超

版权所有,违者必究。未经本社许可,数字图书馆不得使用

科学出版社出版
北京东黄城根北街 16 号
邮政编码:100717
http://www.sciencep.com

北京厚诚则铭印刷科技有限公司 印刷
科学出版社发行　各地新华书店经销

*

2008 年 6 月第　一　版　　开本:787×1092　1/16
2017 年 2 月第二次印刷　　印张:10
字数:228 000
定价:40.00 元
(如有印装质量问题,我社负责调换)

前 言

医学是门实践性很强的学科,临床实习是医学教育中重要的实践阶段,是临床理论教学的一个延续,是理论联系实践的关键性培养阶段,是巩固知识、锻炼技能、开拓思维的重要过程,它要求医学生通过临床实习学习临床工作方法,熟练掌握临床基本技能,独立地进行常见病、多发病的诊治等。

为适应医学科技的飞速发展和培养医学专业人才的需要,我们组织实践经验丰富的临床各专业的专家教授,编写了这套临床实习指南。

本书引入案例的编写模式:首先根据病例的临床资料书写病历摘要;其次结合病例,提出与发病机制、诊断、鉴别诊断、治疗、预后、随访等有关的问题,以启发学生思维,然后根据问题,给出简明扼要的答案或提示;最后引出重点理论知识,旨在加强临床理论向临床实践的过渡,为学生走上工作岗位打下基础;书中附有大量思考题和复习题,以加深理解、掌握知识点;同时,本书还创造性地增加了本学科操作诊疗常规和常见病、多发病的诊治重点。

本书内容系统全面、简明扼要、重点突出、临床实用性和可操作性强,突出"三基"内容,知识点明确,学生好学,教师好教,可以使学生在尽可能短的时间内掌握所学课程的知识点。

本书以5年制医学本科生为基本点,以临床医学专业为重点对象,兼顾预防、基础、口腔、麻醉、影像、药学、检验、护理等专业需求。

本书含有大量真实的临床案例,供高等院校医学生临床实习和见习时使用;同时,案例和案例分析紧跟目前国家执业医师资格考试和研究生入学考试案例分析的命题方向,可供参加这些考试的人员使用。

由于本书涉及专业较多,各领域科技进展迅速,受时间和水平的制约,难免存在缺点和错误,欢迎广大读者批评指正。

新疆医科大学第一临床医学院
2007 年 12 月 10 日

目 录

第一部分 神经病学临床实习指南

第一章 周围神经病 (2)
 第一节 脑神经疾病 (2)
 第二节 脊神经疾病 (7)

第二章 脊髓疾病 (16)
 第一节 急性脊髓炎 (16)
 第二节 脊髓压迫症 (19)

第三章 脑血管疾病 (23)
 第一节 短暂性脑缺血发作 (23)
 第二节 脑血栓形成 (25)
 第三节 腔隙性脑梗死 (31)
 第四节 脑栓塞 (33)
 第五节 脑出血 (36)
 第六节 蛛网膜下腔出血 (40)

第四章 中枢神经系统感染 (48)
 第一节 单纯疱疹病毒性脑炎 (48)
 第二节 结核性脑膜炎 (50)

第五章 中枢神经系统脱髓鞘疾病 (54)
 第一节 多发性硬化 (54)
 第二节 视神经脊髓炎 (56)

第六章 帕金森病 (59)

第七章 癫痫 (63)

第八章 偏头痛 (69)

第九章 痴呆 (73)
 第一节 血管性痴呆 (73)
 第二节 Alzheimer病 (74)

第十章 神经系统发育异常性疾病 (77)

第十一章 神经-肌接头疾病 (80)
 重症肌无力 (80)

第十二章 肌肉疾病 (85)
 低钾型周期性瘫痪 (85)

第二部分 神经病学诊疗常规

第一章 神经病学操作诊疗常规 ……………………………………………………（89）
　第一节　神经系统检查 …………………………………………………………（89）
　第二节　脑脊液检查和腰椎穿刺 ………………………………………………（100）
　第三节　神经系统影像学检查 …………………………………………………（103）
　第四节　神经系统电生理检查 …………………………………………………（107）
　第五节　肌电图 …………………………………………………………………（110）
　第六节　多普勒超声 ……………………………………………………………（112）
　第七节　放射性核素检查 ………………………………………………………（114）
　第八节　脑、神经和肌肉活组织检查 …………………………………………（115）

第二章　神经病学诊疗常规 …………………………………………………………（117）

附录　神经病学考试题 ……………………………………………………………（140）
　神经病学考试题一 ………………………………………………………………（140）
　神经病学考试题二 ………………………………………………………………（147）

第一部分 神经病学临床实习指南

第一章 周围神经病

周围神经疾病是指周围运动、感觉和自主神经的结构和功能障碍。周围神经包括嗅、视神经以外的脑神经与脊神经。周围神经受损时主要表现为四种病理形式：沃勒变性、轴突变性、神经元变性、节段性脱髓鞘。周围神经疾病的分类是根据解剖结构、病理和临床特征划分的。根据症状常分为神经痛及神经病两大类。根据临床病程，可分为急性、亚急性、慢性、复发性或进行性神经病等；按临床症状分为感觉性、运动性、混合性、自主神经性等；按病变部位分为神经根病、神经索病、神经丛病和神经干病。周围神经病常分为对称性多发性神经病和单神经病或多发性单神经病。周围神经疾病的诊断主要依赖于病史、体格检查和辅助检查。治疗首先要明确诊断，进行病因治疗，其次是对症治疗。

第一节 脑神经疾病

脑神经疾病为单个或多个神经受累，损害部位在脑干内或脑干外。脑神经损害分为原因未明的原发性损害和各种原因引起的继发性损害。

一、三叉神经痛

案例1-1

患者，女，40岁，左面部反复疼痛1年，加重1个月。患者近1年来无明显诱因出现左面颊部疼痛。为发作性剧烈疼痛，位置固定，每次持续1~2分钟，突发突止。疼痛呈刀割样剧痛，洗脸、刷牙等动作可诱发。开始发作次数不多，未诊治。近一个月发作较前频繁，自觉加重来我院就诊。体格检查：神清，精神差。体温36.0℃，脉搏82次/分，呼吸21次/分，血压130/80mmHg。心肺腹未见异常。神经系统检查未见阳性体征。头颅MRI检查未见异常。

问题

1. 该病的诊断及依据有哪些？
2. 该病应与哪些疾病相鉴别？
3. 该患者该如何治疗？

参考答案和提示

1. 诊断 左侧原发性三叉神经痛。
2. 诊断依据

(1) 患者为中年女性。

(2) 疼痛位于左三叉神经第二支分布区，位置固定。

(3) 疼痛性质为短暂发作性剧痛,存在触发点。
(4) 神经系统检查未见阳性体征。
(5) 头颅 MRI 检查未见异常。
3. 应与下列疾病相鉴别 继发性三叉神经痛、牙痛、鼻窦炎、舌咽神经痛。
4. 治疗
药物治疗:卡马西平,苯妥英钠,氯硝西泮。
药物治疗无效时可用神经阻滞疗法或手术治疗(如微血管减压术)。

案例 1-2

患者,女,45 岁,右面部疼痛进行性加重 3 个月。患者 3 个月前无明显诱因出现右面部疼痛,呈电灼样剧痛,去医院就诊,诊断为"三叉神经痛"。给予卡马西平,口服,稍有减轻,但疼痛仍持续存在,且进行性加重,不能忍受。再次来院就诊,查头颅 MRI 示右桥小脑角占位。体格检查:神清,精神差。体温 36.0℃,脉搏 88 次/分,呼吸 22 次/分,血压 135/85mmHg。心肺腹未见异常。神经系统检查:右面部感觉减退,右角膜反射消失,右咀嚼肌无力,张口下颌右偏。

问题
1. 该患者的诊断是什么?
2. 该患者该如何处理?

参考答案和提示
1.(1) 右侧继发性三叉神经痛。
　(2) 右侧桥小脑角占位。
2. 手术治疗。

临床思维:三叉神经痛

三叉神经痛指三叉神经分布区内短暂的、反复发作性剧痛。三叉神经痛分为原发性与继发性两类。原发性病因不明。目前认为是由于三叉神经在出脑桥段被异常的血管压迫三叉神经感觉根,局部三叉神经脱髓鞘而导致了疼痛发作。继发性多有明确的病因,如颅底或桥小脑角肿瘤、转移瘤、多发性硬化等侵犯三叉神经感觉根或髓内感觉核而引起疼痛,多伴有邻近结构的损害和三叉神经本身的功能受损。

【病理】

神经节细胞消失,神经纤维脱髓鞘或髓鞘增厚,轴索变细或消失。部分患者可发现颅后窝异常小血管团压迫三叉神经根或延髓外侧。

【临床表现】

原发性三叉神经痛患者以 40 岁以上中老年人居多。女性略多于男性。多为单侧,可长期固定于某一分支,以上颌支及下颌支为多见。疼痛发作无先兆,突发突止,每次持续几秒钟至1~2分钟。疼痛呈刀割样、撕裂样、针刺样、电灼样剧痛。疼痛以口角、鼻翼、面颊、舌等处最敏感,轻触可诱发,称为扳机点。重者可引起面肌抽搐,称之为痛性抽搐。疼痛呈周期性发作,进行性加重,发作愈加频繁。患者常精神抑郁。神经系统检查无阳性体征。继发性三叉神经痛由其他疾病引起,发作特点与原发性三叉神经痛相似,但为持续性疼痛。检查发现有三叉神经或其他神经系统阳性体征。脑脊液、颅底X线平片、头颅CT或MRI检查可见有相关疾病改变,有助于病因诊断。

【诊断】

典型的三叉神经痛病例根据疼痛发作部位、特点、神经系统检查及相应辅助检查不难做出疾病及病因的诊断。

【鉴别诊断】

牙痛:常为持续性钝痛,局限于牙龈部,可因进食冷热食物加剧。X线检查有助鉴别。舌咽神经痛:是局限于舌咽神经分布区的发作性剧痛,位于扁桃体、舌根、咽及耳道深部,每次持续数秒至1分钟,吞咽、讲话、哈欠、咳嗽常可诱发。咽喉、舌根和扁桃体窝可有疼痛触发点,丁卡因涂于患侧扁桃体和咽部可暂时阻止发作。蝶腭神经痛:较少见,也呈刀割样、烧灼样或钻样疼痛,分布于鼻根后方、颧部、上颌、上腭及牙龈部,常累及同侧眼眶,疼痛向额、颞、枕和耳部等处放射,无扳机点。发作时病侧鼻黏膜充血、鼻塞、流泪,每日可发作数次至数十次,每次持续数分钟至数小时。鼻窦炎:鼻窦部持续性钝痛,可有局部压痛、发热、流脓涕、血象白细胞增高等炎症表现,鼻腔检查及X线摄片可确诊。

【治疗】

原发性三叉神经痛治疗原则以止痛为目的,药物治疗为首选的基本疗法,适用于初患、年迈或合并严重内脏疾病而不宜手术及不能耐受者。首选药物为卡马西平,亦可用苯妥英钠或二者联用。大剂量维生素B_{12}可缓解疼痛。神经阻滞疗法或手术治疗适用于药物治疗无效的患者。对于继发性三叉神经痛的患者要解除病因,治疗原发病。术前应用药物对症治疗。

二、面神经麻痹

案例1-3

患者,男,26岁,3天前受凉后出现左耳后疼痛,但未在意。今晨发现左眼睑不能完全闭合,口角歪斜,左侧流涎,讲话漏风,立即来我院门诊就诊。体格检查:体温36.5℃,脉搏78次/分,呼吸19次/分,血压120/80mmHg。心肺腹未见异常。神经系统查体:神清,左侧额纹消失,不能皱额、蹙眉,眼裂扩大,眼睑闭合不全。左侧鼻唇沟变浅,示齿时口角偏右,左侧不能鼓腮。余无阳性体征。

问题

1. 本病的诊断是什么?

2. 病变的位置在何处？
3. 什么是 Bell 现象？
4. 该如何治疗？

参考答案和提示
1. 左侧面神经麻痹。
2. 茎乳孔附近。
3. 闭目时瘫痪侧眼球转向上内方,露出角膜下的白色巩膜,称 Bell 现象。
4. 皮质类固醇激素,B 族维生素,理疗等。

临床思维:特发性面神经麻痹

面神经麻痹是茎乳孔内面神经非特异性炎症所致的周围性面瘫。由于骨性面神经管仅能容纳面神经通过,面神经一旦发生炎性水肿,必然导致面神经功能障碍。风寒、病毒感染和自主神经功能不稳等可引起局部神经营养血管痉挛,导致神经缺血水肿。

【病理】
主要是面神经水肿,髓鞘肿胀、脱失及轴突变性。

【临床表现】
可发生于任何年龄,男性略多。通常急性起病,症状可于数小时或 1~3 日内达高峰。病初可伴有麻痹侧乳突区、耳内或下颌角疼痛。患侧表情肌瘫痪,额纹消失,不能皱额蹙眉,眼裂变大,不能闭合或闭合不全。闭眼时眼球向上外方转动,显露白色巩膜,称为 Bell 征。鼻唇沟变浅,示齿时口角偏向健侧。鼓腮吹哨时漏气。不同部位面神经损害出现不同的临床症状。膝状神经节前损害,出现舌前 2/3 味觉障碍；镫骨肌支受累,出现听觉过敏；茎乳孔附近病变则出现典型的周围性面瘫体征和耳后疼痛。

【鉴别诊断】
吉兰-巴雷综合征:可出现周围性面瘫,多为双侧性,对称性肢体瘫痪和脑脊液蛋白-细胞分离现象是特征性表现。继发性面神经麻痹:中耳炎、迷路炎、乳突炎和中颅窝病变(如肿瘤、颅底骨折等)可并发面神经麻痹,腮腺炎、肿瘤和化脓性下颌淋巴结炎所致者有原发病史和特殊症状。后颅窝肿瘤或脑膜炎引起的周围性面瘫起病缓慢,有原发病表现及其他脑神经受损。

【治疗】
1. 皮质类固醇激素。地塞米松静脉点滴或泼尼松口服。由带状疱疹引起者加用抗病毒治疗。
2. B 族维生素。维生素 B_1,维生素 B_{12},肌内注射。
3. 物理治疗及恢复期针灸治疗等。
4. 保护暴露的角膜和预防结膜炎。
5. 手术治疗:面神经减压术。

三、面肌痉挛

案例 1-4

患者，女，42岁，面部肌肉不自主抽动半年。患者半年前无明显诱因出现左侧下眼睑不自主抽搐，持续几秒钟停止，未在意。其后上述症状间断出现。3个月前又出现左侧口角不自主抽动，持续几秒钟到几分钟不等。精神紧张及疲劳时症状加重，不伴有面部疼痛。体格检查：体温36.3℃，脉搏80次/分，呼吸20次/分，血压130/85mmHg。心肺腹未见异常。神经系统检查见左侧面肌阵发性抽动，余无阳性体征。查头颅MRI未见异常。

问题

1. 该患者的诊断是什么？
2. 该疾病应与哪些疾病相鉴别？
3. 如何治疗？

参考答案和提示

1. 左侧面肌痉挛。
2. 应与功能性睑痉挛、Meige综合征、习惯性抽动症相鉴别。
3. 治疗

(1) 药物治疗用卡马西平或氯硝西泮。

(2) 药物疗效不佳或症状加重时，可进行药物面神经注射封闭治疗。

(3) A型肉毒毒素局部肌内注射。

(4) 手术治疗：面神经微血管减压术。

临床思维：面肌痉挛

面肌痉挛又称面肌抽搐，是一侧面部肌肉阵发性不自主抽动为表现，无神经系统其他阳性体征的周围神经病。以特发性病例多见，也可见于面神经麻痹恢复不全的患者。

【病因】

病因未明，可能是面神经异位兴奋或伪突触传导所致。也可见于血管压迫及桥小脑角区占位压迫面神经等。

【临床表现】

多见于中老年人，女性。表现为阵发性、快速、不规律的面肌抽动，多限于一侧。起病从眼轮匝肌的轻微抽动开始，逐渐向口角、整个面肌扩展，严重者累及颈阔肌。每次持续几秒钟至数分钟。可因精神紧张、疲劳和自主运动加剧，入睡后停止。神经系统检查除面肌阵发性抽动外无其他阳性体征。肌电图显示束颤波。根据病史及面肌阵发性抽动特点，神经系统无其他阳性体征，肌电图特点可对本病做出诊断。面神经三维成像可发现面神经周围组织的改变。

【鉴别诊断】

功能性睑痉挛:多发生于老年妇女,常为双侧性,无口周部面肌抽搐。Meige综合征:表现为两侧睑痉挛,伴口舌、面肌、下颌、喉和颈肌肌张力障碍,老年妇女多发。习惯性抽动症:常为较明显的肌肉收缩,与精神因素有关,多见于儿童及青年。

【治疗】

1. 药物治疗,如卡马西平0.3g/d,分次口服,缓慢增量;氯硝西泮每次0.5~1mg,每日3次,口服。
2. 药物治疗效果不佳或症状加重时,可给予药物面神经主干或分支封闭治疗。
3. A型肉毒毒素注射。
4. 对血管压迫所致面肌痉挛采用微血管减压术。

第二节 脊神经疾病

脊神经疾病是指由于各种原因引起的不同部位脊神经损伤导致的疾病。根据病因可分为外伤、嵌压、感染、中毒、营养障碍、遗传等。根据受损部位分为神经节、神经根、神经丛、神经干、神经末梢。根据起病形式分为急性、亚急性、慢性等。根据临床特点分为运动性、感觉性、混合性及自主神经性等。根据受损范围分为单神经病、多发神经病等。脊神经疾病的诊断根据病史、体格检查及辅助检查。治疗为病因治疗、对症治疗,必要时手术治疗。

一、多发性神经病

案例1-5

患者,男,55岁,四肢麻木无力半年。患者在近半年无明显诱因情况下出现四肢麻木无力,走路时有踩棉花感,双下肢有时有蚁走感。提重物、走路均感力量不如从前。患者有2型糖尿病史3年,血糖控制不佳。体格检查:体温36.7℃,脉搏80次/分,呼吸20次/分,血压135/85mmHg。心肺腹未见异常。神经系统检查:脑神经阴性,四肢肌力4级,四肢肌张力低,腱反射减弱,病理征未引出。四肢末端手套、袜套样针刺觉减退。肌电图显示四肢周围神经损害。

问题

1. 该患者的诊断及依据是什么?
2. 引起该病最可能的原因是什么?
3. 该病如何治疗?

参考答案和提示

1. 诊断 多发性神经病;2型糖尿病。

诊断依据:

(1) 患者,55岁,男性,糖尿病病史3年,血糖控制不佳。

(2) 四肢麻木无力半年,伴感觉异常。

(3) 神经系统检查:脑神经阴性,四肢肌力4级,四肢肌张力低,腱反射低,病理征未引出。四肢末端手套、袜套样针刺觉减退。

(4) 肌电图显示四肢周围神经损害。

2. 2型糖尿病。

3. 治疗

(1) 病因治疗:对于该患者应调整控制血糖的药物用量,严格控制原发病进展。

(2) 药物治疗:神经营养剂。早期足量应用维生素 B_1、B_2、B_6、B_{12} 及维生素C等。尚可根据病情选用ATP、辅酶A、肌苷等药物。疼痛剧烈的患者可用止痛剂、卡马西平、苯妥英钠。

(3) 及早进行功能锻炼,防止肌肉萎缩及肢体挛缩畸形。恢复期可用理疗、针灸、按摩等。

临床思维:多发性神经病

多发性神经病是指各种原因引起的肢体远端的多发性神经损害。临床表现为四肢远端对称性感觉、运动及自主神经障碍的临床综合征。

【病因】

感染、自身免疫疾病、营养障碍、代谢及内分泌障碍、中毒、遗传、结缔组织病及肿瘤等。根据神经原发受损部位可分类为:神经轴索变性、节段性脱髓鞘和神经元病变。它们均可导致多发性神经病,轴索变性最为常见和典型。

【病理】

主要改变为轴索变性和节段性脱髓鞘,周围神经远端明显。轴索变性由远端向近端发展。

【临床表现】

可发生于任何年龄,表现因病因而异,呈急性、亚急性和慢性经过,多数经数周至数月进展病程。进展由肢体远端向近端,缓解由近端向远端,可复发。本病的共同特点是肢体远端对称性感觉、运动及自主神经障碍。各种感觉缺失呈手套、袜套形分布,可见感觉异常、感觉过度和疼痛等刺激症状。肢体远端下运动神经元瘫,远端重于近端。严重病例伴肌萎缩和肌束震颤。自主神经障碍在某些周围神经病特别明显。如吉兰-巴雷综合征、糖尿病、肾功能衰竭等。脑脊液正常或蛋白轻度增高。神经传导速度测定:受累的周围神经运动、感觉神经传导速度减慢。神经活检可确定病变性质和程度。

【诊断】

主要根据四肢对称性末梢型感觉障碍、下运动神经元瘫痪和自主神经功能障碍等临床特点。神经传导速度测定可早期诊断亚临床病例。因本病有多种原因引起，所以病因诊断非常重要。可根据病史、病程、特殊症状及有关实验室检查综合分析判定。

【鉴别诊断】

本病应与周期性瘫痪、亚急性联合变性、急性脊髓灰质炎鉴别。

【治疗】

药物营养神经治疗、理疗及护理，同时针对病因治疗。

二、急性炎症性脱髓鞘性多发性神经病

案例1-6

患者，男，35岁，2周前有腹泻病史4天，经过治疗腹泻好转。近1周出现四肢持续性无力，逐渐加重不能行走，否认四肢无力有波动现象。大小便正常。体格检查：心肺腹查体未见明显异常。神经系统查体：神志清楚，脑神经检查阴性。双上肢肌力远端0级，近端3级，双下肢肌力远端1级，近端3级，四肢肌张力降低，四肢腱反射消失。双侧腕关节及膝关节以下痛觉减退。双侧病理征阴性。大小便正常。

问题

1. 该患者的诊断及其依据？
2. 还需要哪些辅助检查及其意义？
3. 如何治疗？

参考答案和提示

1. 初步诊断 急性炎症性脱髓鞘性多发性神经病（吉兰-巴雷综合征）。

诊断依据：

(1) 急性起病，发病前2周有胃肠道感染病史。

(2) 症状为四肢持续性无力，进行性加重。

(3) 脑神经正常，四肢对称性周围性瘫痪；有手套、袜套样感觉障碍；大小便功能正常。

分析病情：(1) 急性起病，有感染病史；(2)、(3) 提示四肢周围性瘫痪；手套、袜套样感觉障碍，应为周围性病变可能性大。同时结合阴性症状与体征：无大小便障碍、无传导束型感觉障碍可以除外脊髓疾病；四肢无力进行性发展，无波动性，除外重症肌无力；无食用自制豆豉制品史，除外肉毒中毒；有感觉障碍提示周期性瘫痪可能性小。

2. 辅助检查 腰穿脑脊液检查了解有无蛋白-细胞分离现象。肌电图检查了解F波、H反射情况以及神经传导速度。

3. 治疗 血浆交换或静脉注射免疫球蛋白治疗，激素治疗。

案例1-7

患者,女,42岁,3周前有咳嗽、咳痰、发热病史7天,经过治疗病情好转,但近1周出现四肢持续性无力,逐渐进行性加重,双手不能握物,双下肢无力,行走困难。并且感到双手指、双脚疼痛。近2天出现吞咽费力,饮水呛咳,并有呼吸费力现象。大小便正常。体格检查:体温37℃,呼吸24次/分,脉搏96次/分,血压120/80mmHg。发育正常,口唇轻度发绀,呼吸困难,心肺腹查体未见明显异常。神经系统查体:神志清楚,双侧鼻唇沟对称,构音不清,双侧软腭抬举无力,腭垂居中,咽反射迟钝,伸舌居中。双上肢肌力远端1级,近端3级,双下肢肌力远端2级,近端3级,肌张力减低,四肢腱反射消失。双侧掌指关节和踝关节以下痛觉过敏。双侧病理征阴性。大小便正常。

问题

1. 该患者最可能的诊断是什么及其依据?
2. 还需要哪些辅助检查?
3. 治疗中需要注意的重点是什么?

参考答案和提示

1. 初步诊断 急性炎症性脱髓鞘性多发性神经病(吉兰-巴雷综合征)。

诊断依据:

(1) 急性起病,发病前3周有呼吸道感染病史。

(2) 症状表现为四肢对称性无力,以远端重,进行性加重,逐步出现吞咽困难和呼吸费力。

(3) 四肢瘫痪,为对称性周围性瘫痪;有手套、袜套样痛觉过敏;有舌咽、迷走神经受累;有轻度口唇发绀,呼吸费力呼吸肌受累;大小便功能正常。

分析病情:

(1) 提示急性病变,有感染诱因;(2)、(3)提示四肢周围性瘫痪;手套袜套样感觉障碍;吉兰-巴雷综合征可能性大。有后组脑神经受累;呼吸肌受累;进一步证实吉兰-巴雷综合征,同时提示病情较重,应该注意预防呼吸肌麻痹和因为后组脑神经受累引起吸入性肺炎并发症的发生。同时结合阴性症状与体征:无大小便障碍、无传导束型感觉障碍可以除外脊髓疾病;四肢无力进行性发展,无波动性,除外重症肌无力;无食用自制豆豉制品史,除外肉毒中毒;有感觉障碍和脑神经受累可以除外周期性瘫痪。

2. 辅助检查

(1) 腰穿脑脊液检查:了解有无蛋白细胞分离现象。

(2) 肌电图检查:了解F波、H反射情况以及神经传导速度。

(3) 血气分析:了解呼吸肌受累情况,缺氧程度。

3. 治疗以血浆交换或静脉滴注免疫球蛋白治疗、激素治疗为主 需要注意的重点是注意防止呼吸肌麻痹,需要密切观察呼吸,保持呼吸道通畅,如必要时需要行气管插管或气管切开,呼吸机辅助呼吸;吞咽如困难需要给予鼻饲保证能量和防止吸入性肺炎;加强护理,防止并发症的发生。

临床思维：急性炎症性脱髓鞘性多发性神经病

急性炎症性脱髓鞘性多发性神经病又称为吉兰-巴雷综合征，主要损害为多数脊神经根和周围神经，也可以累及脑神经。

【诊断要点】

病前1~3周有感染史；急性或亚急性起病；四肢对称性周围性瘫痪；可以累及脑神经；可有或无轻度感觉障碍，典型为手套、袜套样感觉障碍；脑脊液检查蛋白细胞分离现象；肌电图检查早期F波或H反射延迟或消失，神经传导速度减慢，动作电位波幅正常或下降。

【鉴别诊断】

主要与：

1. 急性脊髓炎休克期　截瘫、传导束型感觉障碍、大小便障碍。
2. 周期性瘫痪　发作时无力，多伴有血钾降低，有低钾心电图改变，无感觉障碍和脑神经损害，补钾后症状迅速缓解。
3. 重症肌无力全身型　肌无力有波动性、易疲劳性，晨轻暮重，新斯的明试验阳性。
4. 肉毒中毒　多有食用自制豆豉制品史，有流行病学特点，抗毒素治疗有效。

【治疗】

血浆交换或静脉滴注免疫球蛋白治疗，激素治疗。注意防止呼吸肌麻痹。

案例1-8

患者，男，56岁，四肢进行性无力3个月，患者3个月前无明显诱因的出现四肢无力，开始为上楼梯感觉抬腿费力，未注意。逐渐出现双上肢举臂酸困。近1个月开始出现双手握笔、拿筷子有困难，走平路费力，起坐时困难，并有四肢麻木的感觉。大小便正常。体格检查：心肺腹查体未见明显异常。神经系统查体：神志清楚，脑神经查体阴性。双上肢肌力远端3级，近端2级，双下肢肌力远端4级，近端3级，肌张力减低，四肢腱反射消失。双侧肘关节和膝关节以下痛觉减退。双侧病理征阴性。大小便正常。肌电图检查示：四肢周围神经脱髓鞘改变，合并有部分轴索损害。

问题

1. 该患者的可能诊断是什么及其依据？
2. 还需要哪些辅助检查？
3. 如何处理？

参考答案和提示

1. 初步诊断　慢性炎症性脱髓鞘性多发性神经病(慢性吉兰-巴雷综合征)。

诊断依据：

(1) 慢性起病，病程有3个月。
(2) 发病无明显诱因，症状为四肢进行性无力和四肢麻木。
(3) 脑神经正常，四肢对称性周围性瘫痪；有手套、袜套样感觉障碍；大小便功能正常。

(4) 肌电图示:四肢周围神经脱髓鞘改变,合并有部分轴索损害。

分析病情:结合本病历特点,患者病变范围涉及较广,先是双下肢无力,而后发展到双上肢。根据此主诉我们首先要考虑到周围神经病变或脊髓病变。病情发展后期无大小便障碍和传导束型感觉障碍,可以除外脊髓病变。根据(1)提示病程较长,慢性病变,无诱因;(2)、(3)提示为四肢周围性瘫痪和手套、袜套样感觉障碍,应考虑为四肢周围神经损害。(4)肌电图证实为四肢周围神经脱髓鞘改变,进一步说明了病变范围、部位与性质。综合以上诊断要点诊断为慢性吉兰-巴雷综合征。

2. 辅助检查
(1)腰穿检查脑脊液,了解脑脊液有无蛋白-细胞分离现象。
(2) 神经活检。

3. 治疗　激素治疗为首选,需要逐步减量。静脉滴注免疫球蛋白或血浆交换也可以使用。

临床思维:慢性炎症性脱髓鞘性多发性神经病

慢性炎症性脱髓鞘性多发性神经病又称为慢性吉兰-巴雷综合征,是慢性进展或复发性周围神经疾病,临床表现与急性炎症性脱髓鞘性多发性神经病相似的免疫介导性周围神经病。

【主要临床特点】

起病隐匿;四肢对称性周围性瘫痪,多与感觉障碍并存;慢性进行性或具有复发的特点;脑脊液检查蛋白-细胞分离现象;肌电图神经传导速度减慢,F波潜伏期延长;激素治疗疗效肯定。

【鉴别诊断】

(1) 运动神经元病:运动神经元病肌无力分布多不对称,可以出现肌束震颤,但无感觉障碍。肌电图神经传导速度正常,可以见到颤动波,收缩时有巨大电位。

(2) 多发性神经病:表现为四肢远端手套、袜套样感觉障碍,以及末端明显的周围性瘫痪,自主神经障碍。但多发性神经病多有糖尿病、药物中毒、酗酒或胃肠功能紊乱或尿毒症等代谢性原因。

【治疗】

激素治疗对慢性吉兰-巴雷综合征是敏感的。血浆交换或静脉滴注免疫球蛋白治疗也是有效的。

复 习 题

一、单项选择题

1. 原发性三叉神经痛除有三叉神经区内短暂而反复发作的剧痛外,尚具有下列特点(　　)

   A. 面部感觉减退　　　　　　　　　　B. 角膜反射消失

    C. 咀嚼肌萎缩　　　　　　　　　　D. 面肌抽搐
    E. 无阳性神经系统体征
2. 原发性三叉神经痛是三叉神经分布区的发作性剧痛,最常累及的分支为(　　)
    A. 单侧三叉神经第1支　　　　　　B. 双侧三叉神经第2、3支
    C. 单侧三叉神经第2、3支　　　　　D. 单侧三叉神经第3支
    E. 双侧三叉神经第1支
3. 三叉神经痛的扳机点存在于(　　)
    A. 眼角、眉间　　　　　　　　　　B. 耳前近颞颌合关节处
    C. 鼻根、面颊部　　　　　　　　　D. 口角、鼻翼近颊部
    E. 颏部和下颌
4. 右侧继发性三叉神经痛出现三叉神经病损表现为(　　)
    A. 右面部痛温觉障碍,张口下颌偏向右侧
    B. 右面部痛温觉障碍,张口下颌偏向左侧
    C. 右面部痛温觉障碍,右闭目不能
    D. 右面部痛温觉障碍,左闭目不能
    E. 左面部痛温觉障碍,张口下颌偏向右侧
5. 三叉神经痛最常用的首选药物是(　　)
    A. 苯妥英钠　　　　　　　　　　　B. 卡马西平
    C. 巴氯芬(氯苯氯丁酸)　　　　　　D. 维生素 B_{12}
    E. 哌咪清
6. 特发性面神经麻痹不应有的表现(　　)
    A. 额纹消失　　　　　　　　　　　B. Bell 现象
    C. 耳后疼痛　　　　　　　　　　　D. 舌前2/3味觉障碍
    E. 张口时下颌向病侧歪斜
7. 急性突起的周围性面瘫伴同侧外耳道内脓液、听力减退,可能的诊断为(　　)
    A. 特发性面神经麻痹　　　　　　　B. Guillain-Barre 综合征
    C. 耳源性面神经麻痹　　　　　　　D. 小脑脑桥角病变
    E. Hunt 综合征
8. 原发性面肌抽搐的常见可能病因是(　　)
    A. 面神经受血管襻压迫　　　　　　B. 非特异性炎症
    C. 脱髓鞘　　　　　　　　　　　　D. 自身免疫病
    E. 小脑脑桥角肿瘤
9. 多发性神经炎的共同临床表现是(　　)
    A. 痛觉、触觉和深感觉均受累的感觉障碍
    B. 严重的下运动神经元性运动障碍
    C. 自主神经功能障碍
    D. 感觉运动和自主神经功能障碍
    E. 双侧肢体远端对称的感觉、运动和自主神经障碍

10. 吉兰-巴雷综合征的变异型 Fisher 综合征典型临床表现为( )
    A. 呼吸肌麻痹、双侧周围性面瘫、腱反射消失
    B. 双侧周围性面瘫、四肢弛缓性瘫、脑脊液中蛋白细胞分离
    C. 延髓麻痹、共济失调、腱反射消失
    D. 呼吸肌麻痹、四肢瘫、肌萎缩
    E. 眼外肌麻痹、共济失调、腱反射消失
11. 吉兰-巴雷综合征脑脊液蛋白细胞分享现象出现的时间最多见于( )
    A. 起病后 1 周内　　　　　　　　B. 起病后 1~2 周
    C. 起病后第 3 周　　　　　　　　D. 起病后 1 个月
    E. 起病后 2 个月
12. 吉兰-巴雷综合征最常见的脑神经损害是( )
    A. 面神经　　　　　　　　　　　B. 动眼神经
    C. 听神经　　　　　　　　　　　D. 视神经
    E. 舌下神经
13. 吉兰-巴雷综合征的病因可能是( )
    A. 周围神经的病毒感染　　　　　B. 脊髓的病毒感染
    C. 脊髓的自身免疫性炎症　　　　D. 周围神经的自身免疫性炎症
    E. 周围神经的细菌感染

二、思考题

1. 简述原发性三叉神经痛的主要临床表现?
2. 中枢性面瘫与周围性面瘫的主要区别是什么?

复习题参考答案

一、单项选择题

1. E　原发性三叉神经痛是三叉神经区内的短暂而反复发作性的剧痛,而且神经系统无阳性体征出现。
2. C　三叉神经痛以单侧三叉神经分布区域受累多见,双侧者罕见(为 2%~5%)单侧三叉神经痛中以三叉神经第 2、3 支受累最多。
3. D　三叉神经痛的扳机点主要在口角、鼻翼近颊部
4. A　继发性三叉神经损害通常有三叉神经损害的体征,右侧三叉神经感觉支损害造成右侧面部痛温觉障碍,右侧运动支损害造成右侧咀嚼肌瘫痪。张口时左侧咀嚼肌功能正常,将下颌推向病侧,所以张口下颌偏向右侧。
5. B　三叉神经痛目前最常用的和最有效的药物首推卡马西平,有效率为 64%~90%。应用时必须注意过敏性皮疹、白细胞减少和骨髓抑制、肝脏损害。
6. E　张口时下颌向病侧歪斜是由于面瘫侧三叉神经运动支损害,造成面瘫侧咀嚼肌瘫痪的表现,这在特发性面神经麻痹中不存在。

7. C　外耳道内流脓,听力减退,提示中耳疾病。中耳炎、迷路炎、乳突炎均可并发耳源性面神经麻痹。
8. A　原发性面肌抽搐的大部分患者中发现面神经受血管襻压迫,手术减压后可获治愈。
9. E
10. E　Fisher综合征表现为急性或亚急性发病的眼外肌麻痹、共济失调(包括眼震、肢体的小脑性共济失调)、四肢腱反射消失(四肢可以活动,但腱反射消失)。脑脊液具有吉兰-巴雷综合征的蛋白细胞分离的特征。
11. C
12. A　吉兰-巴雷综合征常伴有脑神经麻痹,甚至以脑神经损害为首发症状,然后数日内出现肢体瘫痪。双侧周围性面瘫最常见,其次是延髓麻痹,眼肌和舌肌麻痹,视神经损害少见。听神经损害十分罕见。
13. D　吉兰-巴雷综合征病前有病毒和空肠弯曲菌感染、疫苗接种等病史。这些物质的某些组分与神经组分相似,机体出现错误的自身免疫反应,产生自身免疫性T淋巴细胞及其抗体对周围神经发生免疫应答反应,造成炎性脱髓鞘周围神经病。

二、思考题

1. 答题要点:原发性三叉神经痛是三叉神经支配区域短暂、反复发作的剧烈疼痛,神经系统检查无阳性体征发现。
2. 答题要点:额纹是否消失,中枢性面瘫额纹存在,而周围性面瘫额纹则消失。

第二章 脊髓疾病

第一节 急性脊髓炎

案例 2-1

患者,男,25岁。患者于两周前受凉后出现发热、咽痛、流涕,一周前患者感腹部触痛明显,随后出现双下肢麻木无力,呈进行性加重。伴小便潴留,大便秘结。体格检查:体温36.8℃,脉搏82次/分,呼吸20次/分,血压110/65mmHg。心肺未见异常,膀胱区叩诊呈浊音,充盈明显。专科检查:神志清楚,脑神经检查未见异常。双上肢肌力5级,双下肢肌力0级。双上肢肌张力正常,双下肢肌张力降低。双上肢腱反射正常,双下肢腱反射消失。剑突水平以下痛温感觉缺失,上、中、下腹壁反射消失,双侧Babinski征中性,Chaddock征中性。双下肢皮肤较干燥,有脱屑。血常规:WBC 9.3×10^9/L,中性粒细胞0.564,淋巴细胞0.335。尿常规未见异常。

问题

1. 该患者的诊断、诊断依据及病变部位?
2. 还需哪些辅助检查及其意义,如要做MRI检查应查什么部位?
3. 如何治疗?

参考答案和提示

1. 初步诊断 急性脊髓炎(第六胸髓水平)。

诊断依据:

(1) 患者,男性,25岁。

(2) 患者有受凉感冒史,随后出现痛觉过敏,双下肢麻木、无力,进行性加重,伴大小便功能障碍。

(3) 神志清楚。双上肢正常,双下肢截瘫,双下肢肌张力降低,剑突水平以下传导束性感觉障碍,上、中、下腹壁反射消失,双上肢腱反射正常,双下肢腱反射消失,双侧Babinski征中性,Chaddock征中性。膀胱区叩诊呈浊音,充盈明显。

2. 辅助检查 腰穿压颈试验,脑脊液生化和常规检查,脊柱X线片,胸椎磁共振(除外脊髓压迫症,脊髓空洞症,周期性瘫痪,视神经脊髓炎)。做MRI检查应以第四胸椎水平为中心。

3. 治疗原则 减轻脊髓损害,防治并发症,促进功能恢复。加强护理,急性期激素治疗,抗病毒、扩张血管、神经营养对症治疗,预防并发症。

案例 2-2

患者,女,35 岁。患者于二十天前腹泻,抗炎对症治疗好转。一周前患者感双上肢放射性疼痛、胸部紧缩感,随后出现四肢麻木无力,轻度呼吸困难,无吞咽困难。症状逐渐加重,伴小便潴留,大便秘结。体格检查:体温 36.3℃,脉搏 102 次/分,呼吸 26 次/分,血压 120/75mmHg。双侧呼吸运动减弱,双肺呼吸音略低,心脏未见异常。膀胱区叩诊呈浊音,充盈明显。专科检查:神志清楚,脑神经检查未见异常。双上肢肌肉轻度萎缩,肌张力降低,双下肢肌张力增强,双上肢肌力 3 级,双下肢肌力 0 级。双肩部水平以下各种感觉缺失,上、中、下腹壁反射消失,双上肢腱反射减弱,双下肢腱反射亢进,双侧 Babinski 征阳性,Chaddock 征阳性。颈、胸椎核磁提示第四颈椎至第七颈椎之间脊髓增粗,病变节段髓内可见斑片状病灶,呈 T_1 低信号,T_2 高信号。

问题

1. 该患者的诊断及依据?
2. 还需哪些辅助检查及其意义?
3. 如何治疗?

参考答案和提示

1. 初步诊断 急性脊髓炎(颈膨大)。

诊断依据:

(1) 患者,女性,35 岁。

(2) 患者有腹泻病史,首先表现为双上肢放射性疼痛、胸部紧缩感,随后出现四肢麻木无力,轻度呼吸困难,逐渐加重,伴大小便功能障碍。

(3) 神志清楚,脑神经检查未见异常。双侧呼吸运动减弱,双肺呼吸音略低。双上肢肌肉轻度萎缩,肌张力降低,双下肢肌张力增高,双上肢肌力 3 级,双下肢肌力 0 级。双肩部水平以下各种感觉缺失,上、中、下腹壁反射消失,双上肢腱反射减弱,双下肢腱反射亢进,双侧 Babinski 征阳性,Chaddock 征阳性。膀胱区叩诊呈浊音,充盈明显。

(4) 颈、胸椎核磁提示第四颈椎至第七颈椎之间脊髓增粗,病变节段髓内可见斑片状病灶,呈 T_1 低信号,T_2 高信号。

2. 辅助检查

(1) 腰穿:脑脊液压力是否正常,压颈试验是否通畅,少数病例脊髓水肿严重可有不完全梗阻。脑脊液生化和常规检查白细胞数正常或增高,以淋巴细胞为主;蛋白含量正常或轻度增高,糖、氯化物正常。

(2) 脊柱 X 线片:脊柱结核及转移性肿瘤可引起脊柱椎体破坏、椎间隙变窄及椎旁寒性脓肿阴影等典型改变。

(3) 肌电图:除外周围神经病变。

3. 治疗原则 重视呼吸困难,积极对症治疗。减轻脊髓损害,防治并发症,促进脊髓功能恢复。

临床思维：急性脊髓炎

急性脊髓炎是由于非特异性炎症引起了脊髓白质脱髓鞘病变或坏死,从而导致的急性横贯性脊髓损害。病因不清,多数患者出现脊髓症状前 1~4 周有上呼吸道感染、发热、腹泻等病毒感染症状,但脑脊液未检出抗体,神经组织亦未分离出病毒,其发生可能为病毒感染后诱发的异常免疫应答。本病可累及脊髓的任何节段,但以胸段(T_3~T_5)最为常见,其次为颈段和腰段,病损多为局灶性和横贯性。肉眼见受损节段脊髓肿胀、质地变软、软脊膜充血或有炎性渗出物,切面可见灰白质界限不清。镜下可见软脊膜和脊髓内血管扩张、充血;灰质内神经细胞肿胀、消失,白质中髓鞘脱失、轴突变性,病灶中可见胶质细胞增生。

该病好发于青壮年,无性别差异,散在发病。起病较急,病前常有上呼吸道感染或胃肠道感染、疫苗接种史。首发症状多为双下肢麻木无力、病变节段束带感或根痛。

【临床表现】

临床主要表现为三主征：

1. 运动障碍 早期常呈脊髓休克表现,截瘫肢体肌张力低、腱反射消失、病理反射阴性,休克期多为 2~4 周。恢复期肌张力逐渐增强,腱反射活跃,出现病理反射,肢体肌力由远端开始逐渐恢复。

2. 感觉障碍 病变节段以下所有感觉丧失,可在感觉消失平面上缘有一感觉过敏区或束带样感觉异常,较运动功能恢复慢。

3. 自主神经功能障碍 早期为大、小便潴留,呈无张力性神经原性膀胱→充盈性尿失禁;随着脊髓功能的恢复→反射性神经原性膀胱,可伴有损害平面以下皮肤干燥、无汗或少汗等。其中特殊类型为上升性脊髓炎,脊髓受累节段呈上升性,起病急骤,病变常在 1~2 天甚至数小时内上升至延髓,出现吞咽困难、呼吸肌瘫痪,引起死亡,病死率很高。腰穿检查可见压颈试验通畅,少数病例脊髓水肿严重,可有不完全梗阻,脑脊液压力正常,白细胞数正常或增高,以淋巴细胞为主;蛋白含量正常或轻度增高,糖、氯化物正常。脊髓 MRI 典型改变是病变部脊髓增粗,病变节段髓内多发斑点状或片状 T_1 低信号,T_2 高信号,强度不均,可有融合。

【鉴别诊断】

1. 急性硬脊膜外脓肿 可出现急性脊髓横贯性损害,但病前常有身体其他部位化脓性感染灶,常伴有神经根痛、脊柱叩痛和脊膜刺激症状,外周血及脑脊液白细胞增高,脑脊液蛋白含量明显增加,脊髓腔梗阻,CT、MRI 可帮助诊断。

2. 脊柱结核及转移性肿瘤 均可引起病变椎体骨质破坏、塌陷,压迫脊髓出现急性横贯性损害。脊柱结核常有低热、纳差、盗汗、乏力等结核中毒症状及其他结核病灶,脊柱 X 线可见椎体破坏、椎间隙变窄及椎旁寒性脓肿阴影等典型改变。转移性肿瘤以老年人多见,X 线可见椎体破坏,能找到原发灶,可确诊。

3. 脊髓出血 多由外伤或脊髓血管畸形引起。起病急,剧烈背痛、截瘫和括约肌功能障碍。脑脊液为血性,脊髓 CT 可见出血部位高密度影,脊髓 DSA 可发现脊髓血管畸形。

【治疗】

本病无特效治疗,主要是减轻脊髓损害、防治并发症及促进功能恢复,急性期给予激素治疗或免疫球蛋白治疗:①皮质类固醇激素:甲泼尼龙短程冲击疗法,500~1000mg,ivgtt,qd,连用3~5天;也可用地塞米松10~20mg,ivgtt,qd,10天左右为一疗程;随后改用泼尼松40~60mg,po,随病情好转可于1~2月后逐步减量停用;②免疫球蛋白:0.4g/kg·d,连用3~5天为一疗程。加强护理,防止并发症,勤翻身、拍背,防止褥疮,保持呼吸道、泌尿道通畅,使用抗生素预防和治疗泌尿道或呼吸道感染。维生素B族有助于神经功能恢复,血管扩张剂、神经营养药亦可选用。如有呼吸肌麻痹,需行气管切开,呼吸机辅助呼吸。早期康复锻炼。

第二节 脊髓压迫症

案例 2-3

患者,男,47岁。两月前患者无明显诱因出现左上腹自发性疼痛,一月前感右下肢无力,缓慢加重,伴小便困难,无外伤史。体格检查:体温36.5℃,脉搏76次/分,呼吸19次/分,血压130/70mmHg,心肺未见异常。专科检查:神志清楚,脑神经检查未见异常。右下肢肌力3级。左侧肋缘水平以下痛温觉明显减弱,右下肢深感觉消失,左侧深感觉未见异常。右侧上、中、下腹壁反射消失,右下肢腱反射增高,右侧Babinsk征阳性,Chaddock征阳性。脑膜刺激征阴性。脑脊液检查示细胞总数$8×10^6$/L,WBC $4×10^6$/L,蛋白含量3.7g/L,糖2.8mmol/L,氯化物122.5mmol/L,压颈试验提示椎管不完全梗阻。

问题

1. 该患者的诊断及依据?
2. 如要做MRI检查应查什么部位?
3. 治疗原则是什么?

参考答案和提示

1. 初步诊断 右侧胸段脊髓压迫症(第五胸椎水平)。

诊断依据:

(1) 患者,男性,47岁。

(2) 患者无明显诱因出现左上腹自发性疼痛,随后出现右下肢麻木无力,缓慢加重,伴小便困难。

(3) 神志清楚。右下肢肌力3级。左侧肋缘水平以下痛温觉明显减弱,右下肢深感觉消失,左侧深感觉未见异常。右侧上、中、下腹壁反射消失,右下肢腱反射增高,右侧Babinsk征阳性,Chaddock征阳性。脑膜刺激征阴性。

(4) 脑脊液检查示细胞总数$8×10^6$/L,白细胞$4×10^6$/L,蛋白含量增高,糖、氯化物正常,压颈试验提示椎管不完全梗阻。

2. 做MRI检查应以第五胸椎为中心检查(感觉平面在胸8,要上移3节椎骨)。

3. 治疗原则 尽快祛除病因,及早手术治疗,积极康复治疗及功能训练,预防并发症。

临床思维:脊髓压迫症

脊髓压迫症是一组椎骨或椎管内占位性病变引起的脊髓受压综合征,病变进行性加重,最后导致不同程度的脊髓半切或横贯性损害。

【病因】

以肿瘤最常见,还可见于炎症如化脓性、结核和寄生虫血行播散、脊柱外伤、脊柱退行性病变如椎间盘脱出症等。

【临床表现】

急性脊髓压迫征临床表现与急性脊髓炎相似。慢性脊髓压迫征通常分为三期:

1. 早期根痛期 出现神经根痛及脊膜刺激症状。
2. 脊髓部分受压期 表现为脊髓半切综合征。
3. 脊髓完全受压期 出现脊髓横贯性损害表现。腰穿检查可见压颈试验不通畅。细胞数正常,椎管严重梗阻时脑脊液蛋白含量超过 10g/L,脑脊液呈黄色,流出后可自动凝结,称为 Froin 征。脊柱 X 线片可发现脊柱骨折、脱位、结核、骨质增生及椎管狭窄、骨质破坏等。MRI 能清晰显示病因和脊髓压迫的影像,可提供脊髓病变部位、上下缘界线及性质见表 1-2-1。

表 1-2-1 脊髓压迫症的定位、定性诊断

	髓内病变	髓外硬膜内病变	硬膜外病变
早期症状	多为双侧	一侧进展为双侧	多一侧开始
根痛	少见	早期剧烈,部位明显	早期可有
感觉障碍	分离性	传导束性,一侧开始	多为双侧传导性
痛温觉障碍	自上向下发展	自下向上发展	双侧自下向上发展
节段性肌无力和萎缩	早期出现	少见,局限	少见
锥体束征	不明显	早期出现,一侧开始	较早出现,多为双侧
括约肌功能障碍	早期出现	晚期出现	较晚期出现
棘突压痛、叩痛	无	较常见	常见
椎管梗阻	晚期出现	早期出现	较早期出现
脑脊液蛋白增高	不明显	明显	较明显
脊柱 X 线平片改变	无	可有	明显
MRI 检查	梭形膨大	髓外占位,脊髓移位	髓外占位脊髓移位
肿瘤性质	多为胶质瘤	多为神经纤维瘤	多为转移癌

【鉴别诊断】

1. 急性脊髓炎 急性起病,病前有发热、全身不适等前驱症状,呈横贯性脊髓损伤体征,MRI 可见病变节段脊髓水肿增粗,但随着病情好转,脊髓水肿可完全消退。

2. 脊髓空洞症　起病隐袭,病程长,病变多位于下颈段与上胸段,表现病变水平以下分离性感觉障碍、下肢锥体束征、皮肤营养改变明显。腰穿无梗阻现象,脑脊液检查一般正常,MRI 可显示脊髓内长条形空洞。

【治疗】

尽早手术治疗,解除脊髓受压,力求 6 小时内减压,对症治疗,预防并发症,早期康复治疗。

复 习 题

一、单项选择题

1. 急性横贯性脊髓炎最好发的部位是(　　)
   A. 颈膨大　　　　　　　　B. 胸髓
   C. 圆锥　　　　　　　　　D. 高颈髓
   E. 腰膨大
2. 诊断脊髓压迫症的正确步骤应为(　　)
   A. 确定存在脊髓压迫,然后确定病因
   B. 确定脊髓受压部位和平面,最后 CT/MRI 的脊髓检查
   C. 确定脊髓受压部位和平面,最后确定病因
   D. 确定存在脊髓压迫,然后确定脊髓受压部位和平面,最后 CT/MRI 的脊髓检查
   E. 确定存在脊髓压迫,然后确定脊髓受压部位和平面,最后确定病因
3. 椎管内有占位的脊髓压迫症,要迅速减压或切除占位。急性脊髓压迫症减压应在(　　)
   A. 24 小时内　　　　　　　B. 18 小时内
   C. 12 小时内　　　　　　　D. 6 小时内
   E. 3 小时内
4. 急性严重脊髓横贯性损害可出现脊髓休克,其表现为(　　)
   A. 受损节段下感觉障碍、痉挛性瘫、大小便障碍
   B. 受损节段下感觉障碍、弛缓性瘫、病理征阳性、大小便障碍
   C. 受损节段下感觉障碍、肌张力低、病理征阴性、腱反射消失
   D. 受损节段下感觉障碍、弛缓性瘫、病理征阴性、大小便障碍
   E. 受损节段下感觉障碍、痉挛性瘫、病理征阴性、大小便障碍

二、思考题

急性脊髓炎应与哪些病相鉴别?

复习题参考答案

一、单项选择题

1. B 青壮年多见的急性横贯性脊髓炎,以胸髓最常受累。
2. E 脊髓压迫症诊断的第一步必须与非压迫症的疾病区别。第二步在脊髓全长上定出病变节段。第三步判断是脊髓硬膜外病变,硬膜内髓外还是硬膜内髓内病变,这对定性有很大的参考价值。最后确定脊髓压迫症的病因。
3. D 脊髓压迫症的恢复、预后决定于占位性受压时间的长短和功能障碍程度。一般受压时间越短,功能损害越小,恢复可能性越大。急性脊髓压迫症力争在6小时内减压。
4. D 急性严重脊髓横贯性损害必然出现受损脊段以下的感觉障碍,截瘫或四肢瘫呈弛缓性表现时,也即肌内松弛,肌张力降低,腱反射消失,病理征阴性时称之为脊髓休克。后期逐渐变成痉挛性瘫,也即肌张力增强,腱反射亢进,病理征阳性。

二、思考题

答题要点:
(1)视神经脊髓炎。
(2)脊髓血管畸形出血。
(3)急性硬脊膜外脓肿。
(4)急性脊髓压迫症。

第三章 脑血管疾病

第一节 短暂性脑缺血发作

案例 3-1

患者,男,65岁,以"发作性口齿不清伴右侧肢体无力1天"为主诉入院。每次发作时右侧肢体无力、活动困难,说话不流利,有时完全不能说话,伴有轻度头晕,无头痛、晕厥等。每次持续5~10分钟左右,自行好转,一天内发作5次,发作间期肢体功能基本恢复正常,患者既往有10年的高血压病史,最高达180/115mmHg。体格检查:体温36.8℃,呼吸19次/分,脉搏85次/分,血压150/90 mmHg。神志清,对答切题,查体合作,心肺未见异常,双侧瞳孔等大等圆,光反应灵敏,双眼球各方向运动自如,双侧额纹对称存在,双侧鼻唇沟对称,伸舌居中,腭垂居中,咽反射灵敏,颈软,无抵抗,四肢肌张力正常,肌力5级,四肢腱反射对称存在,病理征阴性,全身针刺感觉未见异常,共济运动正常,脑膜刺激征阴性。辅助检查:血尿便常规正常,肝肾功正常,心电图正常,头颅CT平扫未见异常,颈动脉多普勒超声检查示双侧颈总动脉、双侧颈内动脉起始部有粥样硬化斑块形成,左侧颈内动脉狭窄程度达88%。

问题

1. 该病的诊断及诊断要点是什么?
2. 还需要哪些辅助检查及其意义?

参考答案和提示

1. 诊断为

(1) 短暂性脑缺血发作(左颈内动脉系)。

(2) 原发性高血压3级,极高危组。

诊断依据:

(1) 患者,男,65岁,有10年高血压史,最高达180/115mmHg。

(2) 以"发作性口齿不清伴右侧肢体无力1天"为主诉入院。

(3) 刻板发作,每次发作时持续5~10分钟左右,自行好转,发作间期肢体功能基本恢复正常。

(4) 未发作时查体无明显阳性体征。

(5) 头颅CT平扫未见异常,颈动脉多普勒超声检查示双侧颈总动脉、双侧颈内动脉起始部有粥样硬化斑块形成,左侧颈内动脉狭窄程度达88%。

2. 辅助检查 进一步检查凝血功能,血脂分析,主要为了解颈部血管狭窄情况及其他脑血管情况,有条件的医院可行脑血管造影、CTA或MRA等检查。

辅助检查的意义:选择治疗方法及制定二级预防措施。

案例 3-2

患者,男,45岁,以"头晕伴发作性走路不稳1天"为主诉入院。患者自述一天前开始突然无明显原因出现头晕,有旋转,伴恶心未呕吐,并出现阵发性口齿不清,视物呈双影,右上肢麻木无力等情况,持续约10分钟左右,逐渐好转。一天内上述情况发作2次,发作间期有头晕及走路不稳。体格检查:体温36.8℃,呼吸20次/分,脉搏90次/分,血压160/95 mmHg,体重:105kg。神志清,对答切题,查体合作,心肺检查阴性,双侧瞳孔等大等圆,对光反射灵敏,双眼各方向运动自如,双眼有轻度水平眼球震颤。双侧额纹及鼻唇沟对称,伸舌居中,咽反射正常,颈部无抵抗。四肢肌张力正常,肌力5级,四肢腱反射对称存在,病理反射阴性,全身针刺感觉未见异常,共济运动正常,脑膜刺激征阴性。辅助检查:血、尿、便常规均正常,胸片、心电图正常,头颅CT平扫未见异常,肝肾功正常,血脂示三酰甘油2.3mmol/L↑,总胆固醇6.1 mmol/L↑,其余基本正常。

问题

1. 该病的诊断及诊断依据?
2. 还需要哪些辅助检查及其意义?
3. 与哪些疾病可鉴别?

参考答案和提示

1. 诊断为
(1) 短暂性脑缺血发作(椎-基动脉系)。
(2) 原发性高血压2级,高危组。

诊断依据:
(1) 患者,男性,45岁。
(2) 以"头晕伴发作性走路不稳1天"为主诉入院。
(3) 患者出现发作性走路不稳等情况持续约10分钟便自行好转,一天内发作两次,症状雷同。
(4) 患者血压160/95 mmHg,体重:105kg,属于超重,心肺检查阴性,缓解期无明显阳性体征。
(5) 血脂高:三酰甘油2.3mmol/L↑,总胆固醇6.1 mmol/L↑。

2. 辅助检查 为了进一步明确诊断及判断疗效,需患者做凝血功能,颈动脉多普勒超声,CTA或MRA,脑血管造影等检查,了解血管情况。

辅助检查的意义:判断病变血管部位及程度,并进行相关危险因素的治疗。

3. 鉴别诊断
(1) 梅尼埃病:好发于中年人,表现为发作性眩晕,伴恶心、呕吐,波动性耳聋,耳鸣。除自发性眼震外,神经系统检查无阳性体征,冷热水试验可见前庭功能减退或消失,电测听检查示听力感音性耳聋。
(2) 偏头痛:年轻、女性多见,多有家族史,头痛前可有视觉先兆,表现为亮点、闪光等。先兆消退后出现头痛,神经系统无阳性体征。

临床思维:短暂性脑缺血发作

短暂性脑缺血发作(transient ischemic attack,TIA)是指由于某种原因造成的脑动脉一过性或短暂性供血障碍,导致相应供血组织的局灶性神经功能缺损或视网膜功能障碍,症状持续时间一般数分钟至几十分钟,一般不超过 1 小时。可以反复发作不遗留神经功能缺损的症状和体征。TIA 分为颈内动脉系统和椎基动脉系统,是神经内科的急症,应该给予足够的重视,及早治疗以防发展为脑梗死。

【常用的治疗方法及药物】

1. 抗血小板聚集药物　肠溶阿司匹林 75~150mg/d,氯吡格雷 75mg/d,双嘧达莫联合应用阿司匹林(25mg/d),效果优于单用阿司匹林。

2. 抗凝治疗　不应作为常规治疗,对于伴发心房颤动和冠心病的 TIA 患者,建议用抗凝剂治疗,若用抗血小板治疗仍有发作也可以用抗凝治疗:低分子肝素 4000 单位 iH,Q12 小时,连用 7~10 天。

3. 钙拮抗剂　可防止血管痉挛,增加血流量,改善循环,如尼莫地平、盐酸氟桂利嗪等。

4. 其他治疗　如纤维蛋白原增高可用降纤治疗,如有颅内血管狭窄或动脉硬化斑块用他汀类调脂药,也可用中药活血化瘀,扩管治疗。

5. 病因治疗　对于 TIA 患者要积极查找病因,如高血压、糖尿病、血脂异常、心脏病等要进行积极有效的治疗。如颈动脉狭窄超过 70% 可以行颈动脉内膜剥脱术及血管成形术、血管内支架成形术等。

第二节　脑血栓形成

案例 3-3

患者,男,75 岁,以"突发言语不清 4 小时"为主诉入院。家人代述患者于清晨起床后,发现患者说话不清楚,自感右下肢无力,但尚可行走,持续约 4 小时不能缓解。既往无明确高血压病史。右利手。体格检查:体温 36.5℃,脉搏 78 次/分,血压 145/90mmHg,呼吸 20 次/分。神志清,查体合作,运动性失语。双侧瞳孔等大等圆,对光反射灵敏,双侧额纹对称存在,眼裂无增宽,口角无歪斜,伸舌居中。颈软,四肢肌张力正常,右下肢肌力 4 级,其余肢体肌力 5 级,右下肢腱反射减弱,其余肢体腱反射正常,四肢深浅感觉正常,右侧 Babinski 征阳性。急查头颅 CT 示:可见散在腔隙性低密度病灶。

问题

1. 该患者诊断依据、初步诊断?
2. 还需哪些辅助检查?
3. 如何治疗?

参考答案和提示

1. 初步诊断 脑血栓形成(左侧额叶)。

诊断依据:

(1) 男性,75岁,突发言语不清4小时。

(2) 神志清,查体合作,运动性失语。右下肢肌力4级,右下肢腱反射减弱,右侧Babinski征阳性。

(3) 急查头颅CT示:可见散在腔隙性低密度病灶。

2. 辅助检查 MRI检查发病数小时内即有信号改变,呈T_1低信号,T_2高信号,早期病灶检出率为95%。

3. 治疗原则 维持生命体征,脑保护治疗,抗血小板治疗,对症治疗,康复治疗等。

案例3-4

患者,女,58岁,突发右侧肢体活动障碍伴口角歪斜2小时入院。患者于午睡后起床感右侧肢体无力,活动受限,渐进加重。既往5年高血压病史。体格检查:体温37℃,脉搏85次/分,血压160/90 mmHg,呼吸20次/分。神志清,不全性运动性失语,双侧瞳孔等大,直径3mm,对光反射灵敏,双眼同向性右侧偏盲,双侧额纹对称存在,双眼闭合有力,右侧鼻唇沟浅,示齿口角偏左,伸舌右偏,颈软,右侧肢体肌张力减低,肌力0级,右侧偏身针刺感觉减退,右侧肢体腱反射减弱,Babinski征阳性。左侧肢体肌力、肌张力、腱反射、感觉均正常,未引出病理征。头颅CT示:未见明显异常。

问题

1. 该患者诊断依据、初步诊断及病变部位?
2. 依据症状体征演进过程,该病如何分型?
3. 如何治疗?

参考答案和提示

1. 初步诊断

(1) 脑血栓形成(左侧基底节区)。

(2) 原发性高血压病2级。

诊断依据:

(1) 58岁女性,突发右侧肢体活动障碍伴口角歪斜2小时。

(2) 既往5年高血压病史。

(3) 体格检查:血压160/90 mmHg,双眼同向性右侧偏盲,右侧中枢性面瘫,伸舌右偏。颈软,右侧上、下肢肌力0级,肌张力减低,腱反射减弱,右侧针刺觉减退(三偏征)。右侧Babinski征阳性。

(4) 头颅CT示:未见明显异常。

2. 依据症状体征演进过程可分为
(1) 完全性卒中:症状和体征常于<6小时达高峰。
(2) 进展性卒中:症状和体征在48小时内逐渐进展。
(3) 可逆性缺血性神经功能缺失:症状和体征持续24小时以上,于3周内完全恢复。
3. 治疗 监测和控制血压,超早期溶栓治疗,脑保护治疗,抗血小板等治疗。

案例3-5

患者,男,65岁,言语不清、饮水呛咳伴左侧肢体无力10小时。今日患者晨起,自觉说话不清,饮水呛咳,左下肢活动不灵,能下床活动,伴眩晕、恶心,呕吐一次,为胃内容物。当日中午,左下肢无力加重,能站立,同时,左上肢持物无力。体格检查:体温37.1℃,脉搏80次/分,血压130/85mmHg,呼吸20次/分。神志清,言语不清。右侧眼裂变小,眼球内陷,左侧瞳孔3mm,右侧瞳孔2mm,对光反射灵敏,双侧眼球可见水平性眼震。右侧面部少汗,右侧面部针刺觉减弱。双侧鼻唇沟对称,口角无歪斜。声音嘶哑,吞咽困难,右侧软腭抬举无力,腭垂偏左,右侧咽反射迟钝,咽后壁感觉减弱,伸舌居中。左上、下肢肌力4级,肌张力增高,腱反射活跃,左侧肢体痛温觉减退,Babinski征阳性。右侧肢体肌力、肌张力、腱反射、深浅感觉均正常,未引出病理征。头颅MRI示:右侧延髓长T_1和长T_2信号病灶改变。

问题
1. 该患者诊断依据、初步诊断及病变部位?
2. 该病的危险因素有哪些?
3. 哪根血管为病变血管?

参考答案和提示
1. 初步诊断 脑血栓形成(右侧延髓)。
诊断依据:
(1) 患者,65岁,男性,言语不清、饮水呛咳伴左侧肢体无力10小时。病程中有眩晕、恶心、呕吐。
(2) 体格检查:神志清,言语不清。右侧Horner征,双侧眼球可见水平方向眼震。构音障碍,吞咽困难,右侧软腭抬举无力,腭垂偏左,右侧咽反射迟钝,咽后壁感觉减弱。左上、下肢肌力4级,肌张力增强,腱反射活跃,左侧肢体痛温觉减退,Babinski征阳性。
(3) 头颅MRI示:右侧延髓长T_1和长T_2信号。
2. 危险因素 分为可干预及不可干预的危险因素。不可干预的如:年龄、性别、种族、遗传等;可干预的有:
(1) 高血压。
(2) 心脏病。

(3) 糖尿病。
(4) 短暂性脑缺血发作。
(5) 吸烟、酗酒。
(6) 高血脂、高血黏度。
(7) 高同型半胱氨酸血症。
(8) 其他危险因素：活动少、超重、饮食、避孕药。
3. 小脑后下动脉或椎动脉供应延髓外侧的分支发生闭塞。

案例 3-6

患者，男，53 岁，行走不稳伴眩晕、呕吐 1 小时。患者于 1 小时前关闭电脑站起后突感天旋地转，伴恶心、呕吐、走路不稳。既往 10 年糖尿病病史。体格检查：体温 36.8℃，脉搏 70 次/分，血压 130/80mmHg，呼吸 16 次/分。神志清，双侧瞳孔等大，直径 3mm，对光反射灵敏，水平性眼震。双侧额纹对称存在，口角无歪斜，伸舌居中。颈软，四肢肌力 5 级，左侧肢体肌张力减低、腱反射减弱，右侧肢体肌张力、腱反射正常，深浅感觉及皮层感觉正常，未引出病理征。左侧指鼻试验阳性，左侧跟膝胫跟试验阳性，Romberg 试验阴性。急查头颅 CT 示：未见明显异常。

问题

1. 该患者诊断依据、初步诊断及病变部位？
2. 进一步需要做什么辅助检查？

参考答案和提示

1. 初步诊断
(1) 脑血栓形成（左侧小脑）。
(2) 2 型糖尿病。

诊断依据：
(1) 男性 53 岁，行走不稳伴眩晕、呕吐 1 小时。
(2) 既往 10 年糖尿病病史。
(3) 体格检查：神志清，可见水平性眼震。四肢肌力 5 级，左侧肢体肌张力减低、腱反射减弱，左侧指鼻试验阳性，左侧跟膝胫跟试验阳性，Romberg 试验阴性，未引出病理征。
(4) 急查头颅 CT 示：未见明显异常。

2. 还需做下列检查
(1) 头颅 MRI。
(2) 颈部血管多普勒超声。
(3) DSA 或 MRA 或 CTA。

临床思维：脑血栓形成

神经系统疾病的诊断过程包括三个步骤：
1. 详尽地采集病史，仔细地进行体格检查。
2. 初步确定病变的解剖部位，即定位诊断。
3. 综合分析，筛选可能的病因，即定性诊断或病因诊断。

对疾病的概念、临床表现、相关辅助检查和鉴别诊断要熟知。

【脑血栓形成】

是脑梗死最常见的脑血管病，是脑动脉主干或皮质支动脉硬化导致血管增厚、管腔狭窄闭塞和血栓形成，引起脑局部血流减少或供血中断，脑组织缺血缺氧导致软化坏死，出现局灶性神经系统症状体征。

【临床表现】

根据脑动脉系统不同部位血栓形成，临床表现各异。

1. 颈内动脉系统（前循环）脑梗死

（1）颈内动脉：
1）病灶侧单眼一过性黑矇，偶为永久性。
2）病灶侧 Horner 征。
3）颈动脉搏动减弱，有血管杂音。
4）对侧偏瘫，偏身感觉障碍和偏盲。
5）主侧半球受累有失语，非主侧半球受累出现体象障碍。

（2）大脑中动脉：
1）主干闭塞：三偏症（上下肢相同）、轻度意识障碍、失语、体象障碍。
2）皮层支闭塞：对侧偏瘫（上肢重于下肢）、对侧偏身感觉障碍、失语、体象障碍、命名性失语、行为障碍等。
3）深穿支闭塞：对侧偏瘫、偏身感觉障碍、对侧同向偏盲、皮层下失语。

（3）大脑前动脉：
1）主干闭塞：对侧偏瘫（下肢为重）、轻感觉障碍、尿潴留、精神淡漠、反应迟钝、欣快、始动障碍、强握、吸吮反射，主侧有上肢失用、Broca 失语。
2）皮层支闭塞：下肢远端为主的瘫痪、轻度感觉障碍、短暂共济失调、强握及精神症状。
3）深穿支闭塞：面、舌瘫及上肢近端轻瘫。

（4）大脑后动脉：
1）主干闭塞：轻三偏症，丘脑综合征，失读。
2）皮层支闭塞：象限盲，主侧可有命名性失语。
3）深穿支闭塞：丘脑综合征（共济失调、意向性震颤、舞蹈样不自主运动、对侧感觉障碍），丘脑膝状体动脉闭塞引起丘脑综合征：对侧深感觉障碍、自发性疼痛，感觉过敏、轻偏瘫、共济失调和舞蹈样-手足徐动症等。

2. 椎-基底动脉闭塞(后循环梗死)
（1）主干闭塞：脑干广泛梗死，很快死亡。
（2）基底动脉尖综合征：眼球运动异常，意识障碍，皮层盲，严重记忆力下降、共济失调、锥体束征。
（3）中脑支闭塞：Weber，Benedit 综合征。
（4）脑桥支闭塞：Millard-Gubler，Foville 综合征。
（5）小脑后下动脉闭塞：眩晕，交叉性感觉障碍，同侧 Horner 征，吞咽、构音障碍，同侧小脑性共济失调。
（6）闭锁综合征：神清，高热，针刺样瞳孔，面瘫及四肢瘫，眼球运动尚好。

【辅助检查】

神经影像学检查是脑血栓形成诊断的重要依据。既可以帮助定位又可以帮助定性。应常规进行脑 CT 检查，多数病例发病 24 小时后逐渐显示低密度灶，同时急诊患者脑 CT 检查可以帮助初步排除脑出血。脑 MRI 可清晰显示早期缺血性梗死，脑干及小脑梗死、静脉窦血栓形成等，为早期治疗提供重要信息。在基层医院如不能行 CT 检查，临床又难以区别脑梗死与脑出血时，可行腰椎穿刺检查。

【鉴别诊断】

是对疾病诊断的完善。由于脑血栓形成和脑出血的治疗是截然不同的，故两者的鉴别尤为重要。

【鉴别要点】

临床上，根据以下几点对脑血栓形成和脑出血进行鉴别：
1. 发病年龄　前者多为 60 岁以上，后者多为 60 岁以下。
2. 起病状态　前者多在安静或睡眠中，后者多在活动中。
3. 起病速度　前者十余小时或 1~2 天，后者数十分钟至数小时症状达高峰。
4. 高血压史　前者多无，后者多有。
5. 全脑症状　前者轻或无，后者头痛、呕吐、嗜睡、打哈欠等颅内压增高症状。
6. 意识障碍　前者通常轻或无，后者较重。
7. CT 检查　前者脑实质内低密度灶，后者脑实质内高密度灶。
8. 脑脊液　前者无色透明，后者血性(洗肉水样)。

【治疗】

任何疾病的诊断都是为了能更好、更准确地治疗。当明确诊断后治疗是关键。急性期治疗，力争在 3~6 小时治疗时间窗内溶栓治疗，并降低脑代谢、控制脑水肿及保护脑细胞，挽救缺血半暗带。对症治疗，包括维持生命体征和处理并发症。缺血性卒中后血压升高通常不需紧急处理，病后 24~48 小时收缩压>220mmHg、舒张压 120mmHg 或平均动脉压>130mmHg 时可用降压药。抗凝治疗，注意监测凝血时间和凝血酶原时间。降纤治疗，根据纤维蛋白原数值选择。抗血小板治疗，可降低病死率和复发率。康复治疗，应早期进行，并遵循个体化原则，制定短期和长期治疗计划。外科治疗，幕上大面积脑梗死有严重脑水肿、占位效应和脑疝形成征象者，可行开颅减压术。预防性治疗，对有明确的缺血性卒中危险因素者应尽早进行预防性治疗。

第三节 腔隙性脑梗死

案例 3-7

患者,男,56岁,发现高血压病6年。2天前在晨起散步时感到头晕、右侧上肢抬举费力,走路向右侧偏斜。当时并未在意,回家休息后右侧肢体乏力不能缓解,次日家人发现其口角偏斜,故来我院就诊。体格检查:体温36.5℃,血压150/90mmHg,呼吸19次/分,脉搏76次/分。心肺腹未见异常,神经系统专科检查:神志清,双侧额纹对称,双侧瞳孔等大等圆,右侧鼻唇沟略浅,口角略向左侧偏斜,伸舌略向右侧偏斜。面部感觉正常。四肢肌张力基本正常,右上肢肌力3~4级,远端较差,右下肢肌力4级,左侧肢体肌力5级,肢体感觉正常,右下肢膝反射活跃,共济运动检查未见异常,右侧Babinski征阳性。

问题

1. 该患者的诊断及诊断依据?
2. 还需哪些辅助检查?
3. 需与哪些疾病鉴别?

参考答案和提示

1. 初步诊断
（1）腔隙性脑梗死(纯运动性轻偏瘫)。
（2）原发性高血压1级,极高危组。

诊断依据:
（1）男性,56岁。
（2）有高血压病史。
（3）右侧中枢性面瘫,右侧肢体偏瘫,右侧Babinski征阳性,24小时内未恢复,感觉正常。

2. 还需检查头颅CT或MRI以明确梗死部位及范围。

3. 鉴别诊断 短暂性脑缺血发作、小量脑出血、感染、猪尾囊蚴病、Moyamoya病、脑脓肿、颅外段颈动脉闭塞、脑桥出血、脱髓鞘病和转移瘤。

案例 3-8

患者,女,67岁。1周前在中午吃饭时出现右侧上、下肢麻木,有僵硬感,但无肢体活动受限。无眩晕、耳鸣、复视及走路不稳。近3天右侧肢体麻木感持续存在未能缓解,并逐渐加重,故来我院就诊。体格检查:体温36.7℃,血压130/80mmHg,呼吸18次/分,脉搏72次/分。心肺腹未见异常,神经系统专科检查:神志清,双侧瞳孔等大等圆,额纹对称,鼻唇沟对称,口角无偏斜,面部感觉对称。四肢肌张力基本正常,四肢肌力5级,腱反射正常,右侧肢体及躯干针刺觉较左侧差。病理反射未引出。

问题

1. 该患者的诊断及诊断依据?
2. 本病治疗的关键措施是什么?

参考答案和提示

1. 初步诊断

腔隙性脑梗死(纯感觉性卒中)。

诊断依据:

(1) 女性,67岁。
(2) 右侧肢脑体麻木,僵硬感1周。
(3) 脑神经正常,四肢肌张力基本正常,肢体肌力5级,腱反射正常,右侧肢体及躯干针刺觉较左侧差。

2. 有效控制高血压,处理各种危险因素,是预防本病的关键。

案例3-9

患者,男,61岁,发现高血压4年,1天前在晨起时突然出现言语不清,饮水呛咳,口角左偏、流涎,右手无力,写字、系扣动作笨拙。体格检查:体温36.8℃,血压160/95mmHg,呼吸19次/分,脉搏77次/分。心肺腹未见异常,神经系统专科检查:神志清,双侧瞳孔等大等圆,额纹对称,右侧鼻唇沟略浅,口角左侧偏斜,伸舌偏右,无舌肌萎缩,构音障碍。四肢肌张力基本正常,右上肢肌力4级,余肢体肌力5级,右上肢腱反射活跃,病理征未引出。

问题

1. 该患者的诊断及诊断依据?
2. 病变部位可能在哪儿?

参考答案和提示

1. 初步诊断

(1) 腔隙性脑梗死(构音障碍-手笨拙综合征)。
(2) 原发性高血压2级,极高危组。

诊断依据:

(1) 男性,61岁。
(2) 有高血压病史4年。
(3) 右侧中枢性面瘫,构音障碍,吞咽困难,右上肢肌力4级,精细动作笨拙。

2. 病变在左脑桥基底部上1/3与下2/3交界处,或左内囊膝部。

临床思维:腔隙性脑梗死

腔隙性脑梗死是长期高血压引起脑深部白质及脑干穿通动脉病变和闭塞,导致缺血、坏死和液化脑组织由吞噬细胞移走形成腔隙。腔隙性脑梗死灶呈不规则圆形、卵圆形或狭长形,直径多为 3~4mm,大者达 15~20mm。病灶常见于脑深部核团,脑桥和内囊后肢,脑深部白质、内囊前肢和小脑较少发生。本病常见于中老年人,多患原发性高血压。

【临床表现】

多样,其特点为症状较轻、体征单一、预后较好、无头痛、颅内压增高和意识障碍等。临床主要有四种经典的腔隙综合征:纯运动性轻偏瘫、纯感觉性卒中、共济失调性轻偏瘫、构音障碍-手笨拙综合征。头颅 CT 或 MRI 可准确定位病灶。

【鉴别诊断】

1. 短暂性脑缺血发作 短暂性脑缺血发作是指伴有局部症状的短暂的脑循环障碍。多见于中老年患者,男性多于女性。常并发有动脉粥样硬化、原发性高血压、糖尿病等病史,表现为突然、反复发作的运动、感觉、语言等短暂的功能障碍。每次发作数分钟至 1 小时,所有症状和体征均在 24 小时内恢复或消失。发作间歇期正常,多次反复发作症状可逐渐加重,如不及时治疗可导致脑梗死。

2. 小量脑出血 患者多有高血压和动脉硬化病史。以中老年居多,多在运动或用力状态下发病。发病前数小时常有头痛。起病急,常有肢体运动或感觉障碍。CT 检查可见小片颅内血肿高密度影。

3. 脑囊虫 是链状带绦虫的幼虫寄生于脑组织中,多见于脑膜及大脑皮质。可出现反复发作的各种类型的癫痫,头痛、呕吐及视乳头水肿、颅内压增高及脑膜刺激征。头颅 CT 显示脑实质内多发散在的圆形或卵圆形小囊状低密度影,增强时可显示低密度区结节状或环状强化。

【治疗】

有效地定期检查和控制相关危险因素,是预防本病的关键。适当应用扩血管药物及活血化瘀类中药对神经功能恢复可有益处。控制吸烟、糖尿病和高脂血症等可干预危险因素。

第四节 脑 栓 塞

案例 3-10

患者,男,65 岁,因"突发语言障碍伴右侧肢体无力 1 小时"入院,患者和家人一起散步时突然不能说话,右侧肢体无力,并随即跌倒,无恶心、呕吐,及时被送入医院。患者有 5 年的慢性心房颤动病史。体格检查:神志清,查体合作,体温 36.8℃,呼吸 18 次/分,脉搏 72 次/分,血压 130/85mmHg。神志清,不完全性混合性失语,查体部分合作。双肺呼吸音清,心率 85 次/分,心律不齐,未闻及明显的病理性杂音。腹平软。双侧瞳孔等大等圆,对光反射灵敏,眼球运动自如,额纹存在,对称,双眼闭合有力。右侧鼻唇沟变浅,口角向左歪斜,伸舌偏右。右侧肢体肌力 2~3 级,肌张力正常,四肢腱反射存在,右侧 Hoffmann 征阳性,Babinski 征阳性,Chaddock 征阳性。因患者失语,感觉系统无法检查。脑膜刺激征阴性。辅助检查:急查头颅 CT 平扫未见异常;血、尿、便常规正常;肝肾功电解质基本正常;心电图示:心房颤动心律。

问题

1. 该患者的诊断及诊断依据?
2. 该患者还需要做何种辅助检查及意义?

参考答案和提示

1. 诊断

(1) 急性脑栓塞(左侧大脑中动脉)。

(2) 心律失常。

(3) 心房颤动。

诊断依据:

(1) 患者,男性,65岁,确诊慢性心房颤动5年。

(2) 因"突发语言障碍伴右侧肢体无力1小时"入院。突然发病,发病急,活动中发病。

(3) 体格检查:血压130/85mmHg,脉搏72次/分,心率:85次/分,心律不齐,双肺呼吸音清。神志清,不完全性混合性失语。右侧鼻唇沟变浅,口角向左歪斜,伸舌偏右。右上肢肌力2级,右下肢肌力近端3级,远端2级,右侧Hoffmann征阳性,Babinski征阳性,Chaddock征阳性。

(4) 心电图示:心房颤动,头颅CT平扫未见异常。

2. 还需要做的辅助检查

(1) 心脏+颈动脉多普勒超声:了解有无附壁血栓及颈动脉斑块等。

(2) 凝血功能检查:了解是否在正常范围。

(3) 头颅MRI:有条件医院可行。通过弥散象了解缺血半暗带的大小,判断预后及治疗方法。

案例3-11

患者,女,32岁,因确诊"风心病二尖瓣狭窄伴关闭不全"1年,收住心脏外科,准备行手术治疗。患者半小时前在病房行走时突然出现左侧肢体无力,行走困难,伴有头晕,无头痛、恶心、呕吐,无肢体抽搐等。大小便正常。体格检查:体温36.4℃,呼吸19次/分,脉搏85次/分,血压110/85mmHg。神志清,对答切题,查体合作。口唇轻度发绀,双肺呼吸音清,心率85次/分,心律齐,心尖搏动向左移位,心尖部可闻及收缩期及舒张期杂音。腹平软,肝脾未触及,双下肢无浮肿。专科检查:双侧瞳孔等大等圆,光反射灵敏,眼球各方向运动自如,左侧鼻唇沟变浅,伸舌偏左。左侧肢体肌力3级,左侧偏身痛觉减退,左侧肢体腱反射活跃,左侧Babinski征阳性,脑膜刺激征阴性。

辅助检查:血、尿、便常规正常;肝肾功正常;凝血功能正常。心脏多普勒超声示:风湿性心脏病二尖瓣狭窄合并关闭不全。

问题

1. 该患者的诊断及诊断依据？
2. 进一步需行的检查及其意义？
3. 该病需与哪些疾病鉴别？

参考答案和提示

1. 诊断

(1) 脑栓塞(右侧大脑中动脉)。

(2) 风湿性心脏病：二尖瓣狭窄合并关闭不全。

诊断依据：

(1) 患者，女性，32岁，行走时突然出现左侧肢体无力。确诊"风心病二尖瓣狭窄并关闭不全"1年，准备心外科手术治疗。

(2) 体格检查：血压110/85mmHg，神志清，口唇轻度发绀，心尖搏动向左移位，心率：85次/分，心律齐，心尖部有收缩期和舒张期杂音，左侧鼻唇沟变浅，伸舌偏左，左侧肢体偏瘫，左侧偏身痛觉减退。

(3) 心脏多普勒超声示：风湿性心脏病二尖瓣狭窄合并关闭不全。

2. 需行的进一步检查

(1) 头颅CT或MRI：排除颅内出血性疾病。

(2) 复查心脏多普勒超声或经食道心脏超声：观察有无附壁血栓形成。

3. 鉴别诊断

(1) 脑血栓形成：在安静状态或睡眠时发病，起病较缓慢，老年人多见。大多有动脉硬化的危险因素：高血压、糖尿病、高脂血症等。有偏瘫等神经系统局灶性体征。CT示：脑内低密度灶。

(2) TIA：也是老年人多见，大部分有动脉硬化危险因素，反复发作，每次神经系统症状体征持续几分钟至十分钟左右，24小时内症状体征消失，头颅CT正常。

(3) 脑出血：急性起病，活动中或情绪激动时发病，老年人多见。有高血压及动脉硬化病史，血压明显增高，多有颅内压增高症状，有神经系统局灶性症状体征。头颅CT：颅内有高密度血肿。

临床思维：脑栓塞

脑栓塞是指血液中的各种栓子(如心脏内的附壁血栓、动脉粥样硬化的斑块、脂肪、肿瘤细胞、空气等)随血流进入脑动脉而阻塞血管，引起该动脉供血区脑组织缺血性坏死，出现局灶性神经功能缺损。

【分类】

脑栓塞按栓子来源分为三类：

1. 心源性栓塞　心房颤动，心瓣膜病，感染性心内膜炎，心肌梗死，心肌病，心脏手术中及术后(心脏瓣膜置换术后人工瓣膜上的血栓)心脏黏液瘤。

2. 非心源性栓塞　脑血栓、动脉粥样硬化斑块脱落引起栓塞,还有少见的脂肪栓塞、空气栓塞、肿瘤细胞、寄生虫和异物等。

3. 来源不明的栓塞　由于左侧颈总动脉直接起源于主动脉弓,故发病部位以左侧大脑中动脉供血区较多,某些炎性栓塞可能引起脑脓肿、脑炎及局部动脉炎等。

【脑栓塞的特点】

是发病突然,起病急,几分钟内达高峰,是脑血管病中发病最快的类型,大多数患者可以找到原发病、栓子的来源。

【治疗】

脑栓塞的治疗方法与脑血栓形成相同,同时还需针对不同病因行不同的治疗方法,祛除栓子的来源,纠正心律失常,针对心脏瓣膜病和引起心内膜病变的相关疾病进行有效的防治,尽可能增加脑部血液循环,保证脑细胞供氧量,减少受损的脑细胞数。抗凝(肝素、低分子肝素、华法林)、抗血小板(阿司匹林)凝聚治疗能防止被栓塞的血管发生逆行血栓形成和预防复发。脑保护治疗:如栓塞面积较大时,考虑用脱水药,降颅压治疗,预防感染、出血等并发症。对感染性栓塞应使用抗生素,禁用溶栓和抗凝治疗,防止感染扩散。在脂肪栓塞时可采用肝素,右旋糖酐(葡聚糖),5%的碳酸氢钠及脂溶剂等。如栓塞面积大,内科保守治疗无效时考虑外科手术治疗,恢复期可行康复治疗及物理治疗。

第五节　脑　出　血

案例 3-12

患者,男,60 岁,汉族,以"右侧肢体无力 5 小时"为主诉入院。家人述患者今晨锻炼时,突然出现右侧肢体无力,站立不稳,摔倒在地。有头部闷痛,恶心,呕吐 1 次,为胃内容物,量不多。且逐渐出现视物模糊不清,由 120 急诊入院。既往有高血压病史 12 年,近一年未规律服药。体格检查:体温 37.0℃,呼吸 22 次/分,脉搏 82 次/分,血压 160/90mmHg。神志清,抬入病房,急性痛苦面容,卧位,查体合作,不全性运动性失语。双侧瞳孔等大等圆,对光反射存在,双眼向右侧凝视,右侧同向性偏盲。右侧鼻唇沟浅,口角向左偏,伸舌偏右。颈软无抵抗,心肺未发生异常,右侧肢体肌力 0 级,右侧偏身痛觉减弱,腱反射活跃,右侧 Babinski 征阳性。急查头颅 CT 示:左侧壳核区高密度影。

问题

1. 该病诊断依据及诊断是什么?
2. 该病的好发部位在什么位置?

参考答案和提示

1. 初步诊断

(1) 急性脑出血(左侧基底核区)。

(2) 原发性高血压2级,极高危组。

诊断依据:

(1) 男性,60岁,右侧肢体无力5小时。既往有高血压病史,近期未正规治疗。

(2) 神志清,急性痛苦面容,不全性运动性失语。右侧三偏(偏盲、偏身运动、偏身感觉)体征。

(3) 急查头颅CT示:左侧壳核区高密度影。

2. 高血压性脑出血发生在基底节区约有70%,脑叶、脑干及小脑齿状核各占约10%。

案例3-13

患者,男,55岁,汉族,以"右侧肢体无力、言语不清3小时"为主诉入院。其女代述:患者吃早饭时,突然出现右手夹不住菜,右侧肢体麻木,口角流涎,言语不清,家人不知其在说什么,故急诊送至医院。既往有高血压病史10年,服药不规律。体格检查:体温36.8℃,呼吸21次/分,脉搏76次/分,血压190/110mmHg。卧位,嗜睡,情绪低落,言语不清,查体基本合作。双侧眼睑无下垂,眼球各方向活动自如,双侧瞳孔等大等圆,对光反射存在。右侧鼻唇沟浅,伸舌偏右。颈软无抵抗,右侧肢体肌力0级,右侧偏身痛觉减弱,腱反射活跃,右侧Babinski征阳性。急查头颅CT示:左侧丘脑高密度影。

问题

1. 该病诊断依据及诊断?
2. 还需要做哪些辅助检查及意义?

参考答案和提示

1. 初步诊断

(1) 急性脑出血(左侧丘脑出血)。

(2) 原发性高血压3级,极高危组。

诊断依据:

(1) 男性,55岁,汉族,急性起病,右侧肢体无力、麻木,言语不清3小时。既往有高血压病史,未规律服药。

(2) 体格检查:血压190/110mmHg。卧位,嗜睡,情绪低落,言语不清。右侧肢体偏瘫,右侧偏身深浅感觉障碍,右侧病理征阳性。

(3) 急查头颅CT示:左侧丘脑高密度影。

2. 辅助检查的意义

(1) 头颅CT或头颅MRI:可以明确出血的部位及粗估出血量。

(2) 脑脊液检查:如出血破入脑室可见血性脑脊液,一般在没有CT及MRI条件的地方才做,有一定的风险。

案例 3-14

患者,女,65岁,汉族,以"意识不清 2 小时"为主诉入院。家人代诉:晨起活动时,感走路不稳,走路左偏,未引起重视。早餐时突然言语不清,恶心、呕吐 1 次,为咖啡样胃内容物,呼之不应,被送到医院。既往有高血压病史 10 年,近期血压波动不稳。体格检查:体温 39.5℃,呼吸 24 次/分,脉搏 110 次/分,血压 200/120mmHg。神志浅昏迷,抬入病房,卧位,查体不合作。双侧针尖样瞳孔,固定于正中位。四肢肌张力低,有去皮质强直发作,双侧 Babinski 征阳性。急查头颅 CT 示:脑桥处有高密度影。

问题
1. 该病诊断依据及诊断?
2. 该病的病变血管为哪支?

参考答案和提示
1. 初步诊断
(1) 急性脑出血(脑桥出血)。
(2) 原发性高血压 3 级,极高危组。

诊断依据:
(1) 女性,65 岁,汉族,急性起病,意识不清 2 小时。既往有高血压病史。
(2) 体格检查:高热,浅昏迷,双侧针尖样瞳孔,四肢肌张力低,有去皮质强直发作,双侧 Babinski 征阳性。
(3) 急查头颅 CT 示:脑桥出血。

2. 多由基底动脉脑桥支破裂所致,出血灶位于脑桥基底与被盖部之间,大量出血(血肿大于 5ml)累及脑桥双侧。

案例 3-15

患者,男,76岁,汉族,以"右侧肢体麻木无力伴言语不清 5 天"为主诉入院。5 天前患者午睡起床后,感到右侧肢体麻木,右手扣不了衣扣,右腿走路时乏力,身体向右侧倾倒,未摔倒,说话不清,旁人听不清其所说内容,曾去门诊,治疗后症状未有改善。既往有高血压病 10 年,服药后血压控制在 140/80mmHg 左右,糖尿病 8 年,口服降糖药治疗。体格检查:体温 37.0℃,呼吸 21 次/分,脉搏 70 次/分,血压 160/90mmHg。神志清,步入病房,右侧偏瘫步态,动作迟缓,自动体位,表情淡漠,答非所问,数字辨认不准,查体欠合作。眼球各方向活动自如,双侧瞳孔等大等圆,对光反射存在。右侧鼻唇沟浅,伸舌略向右偏。颈软无抵抗,右侧肢体轻瘫试验阳性,右侧偏身痛觉减弱,腱反射正常,右侧 Babinski 征阳性,左侧肢体肌力、腱反射、深浅感觉未见异常。急查头颅 CT 示:左颞叶出血。

问题
1. 该病诊断依据及诊断?
2. 该病主要与哪些疾病鉴别?

参考答案和提示

1. 初步诊断

(1) 急性脑出血(左颞叶出血)。

(2) 原发性高血压2级,极高危组。

诊断依据:

(1) 男性,76岁,汉族,急性起病,右侧肢体麻木、无力伴言语不清5天。既往有高血压、糖尿病病史。

(2) 神志清,表情淡漠,混合性失语,右侧轻偏瘫,偏身感觉障碍。

(3) 急查头颅CT示:左颞叶出血。

2. 需鉴别的疾病有 脑梗死、脑栓塞、额叶脑出血、外伤性颅内血肿、CO中毒、乙醇中毒等。

临床思维:脑出血

脑出血指原发性的脑实质出血,占全部脑卒中的10%~30%。目前认为微小动脉瘤或小阻力动脉脂质透明样变性导致血管破裂是脑出血的原因,高血压性脑出血是非创伤性颅内出血最常见的病因。其他病因包括动脉粥样硬化、血液病、脑淀粉样血管病、动脉瘤、动静脉畸形、Moyamoya病、脑动脉炎、夹层动脉瘤等。

【临床表现】

中老年多见,冬春季易发。通常在活动或情绪激动时突然发病,出血前多无预兆,50%的患者出现头痛并很剧烈,临床症状常在数分钟或数小时内达到高峰,约有10%的患者病例出现癫痫性发作,重症者迅速转入意识模糊或昏迷。

【临床特点】

脑出血的临床特点见表1-3-1。

表1-3-1 脑出血临床特点

部位	昏迷	瞳孔	眼球运动	运动、感觉障碍	偏盲	癫痫发作
壳核	较常见	正常	向病灶侧偏斜	主要为轻偏瘫	常见	不常见
丘脑	常见	小,光反射迟钝	向下内偏斜	主要为偏身感觉障碍	可短暂出现	不常见
脑叶	少见	正常	正常或向病灶侧偏斜	轻偏瘫或偏身感觉障碍	常见	常见
脑桥	早期出现	针尖样瞳孔	水平侧视麻痹	四肢瘫	无	无
小脑	延迟出现	小,光反射存在	晚期受损	共济失调步态	无	无

【辅助检查】

1. CT检查 疑诊脑出血时首选CT检查,可显示出圆形或椭圆形均匀高密度血肿,边界清,并可确定出血的部位、大小、形态,以及是否破入脑室、血肿周围水肿带和占位效应,CT 动态观察可发现进展型脑出血。

2. MRI 检查　可发现 CT 不能确定的脑干或小脑小量出血,能分辨病程 4~5 周后 CT 不能辨认的脑出血。区别陈旧性脑出血与脑梗死,可根据血肿的信号的动态变化判断出血时间。

3. 数字减影脑血管造影可检出动脉瘤、动静脉畸形、Moyamoya 病、脑动脉炎、夹层动脉瘤等。

4. 脑脊液检查　只在无 CT 检查条件且临床无明显颅内压增高表现时进行,可发现脑压增高,脑脊液呈洗肉水样。须注意脑疝风险,疑诊小脑出血时不主张腰穿。

【鉴别诊断】

1. 脑梗死,特别是脑栓塞后出血。
2. 外伤性脑出血。
3. 脑动脉瘤、脑动静脉畸形、原发性或转移性肿瘤导致的出血。
4. 全身中毒和代谢性疾病造成的昏迷。

【脑出血的治疗】

治疗原则,挽救患者生命,减少神经功能残疾程度和降低复发率。

1. 内科治疗　卧床,保持安静,监测生命体征,注意瞳孔和意识变化,保持呼吸道通畅,吸氧,加强护理,保持肢体功能位。

（1）调节和控制血压。
（2）脱水降低颅内压,减轻脑水肿。
（3）早期防止血肿扩大。
（4）保证营养和维持水电解质平衡。
（5）并发症的防治。

2. 外科治疗　宜在发病后 6~24 小时内进行手术。

适应证:
（1）脑出血患者颅内压增高伴脑干受压体征。
（2）大脑半球血肿量大于等于 30 毫升或小脑蚓部大于等于 10 毫升,血肿破入第四脑室或脑池受压消失,出现急性阻塞性脑积水征象者等。

手术禁忌证:脑干出血、大脑深部出血、淀粉样血管病变导致脑叶出血。

3. 康复治疗。

第六节　蛛网膜下腔出血

案例 3-16

患者,男,45 岁,汉族,以"剧烈的头痛伴右侧肢体无力 2 天"为主诉入院。家属代述:患者 2 天前酒后出现头痛,以左侧为主,伴有恶心、呕吐数次,呕吐物为胃内容物,当时以为是醉酒未引起重视。次日感头痛加剧,不能忍受,伴有右侧肢体无力,尚可行走,急诊入院。体格检查:体温 38.8℃,呼吸 23 次/分,脉搏 96 次/分,血压 180/100mmHg。神志清,扶入病房,急性痛苦面容,卧位,问答切题,查体合作。眼球各方向活动灵活,双侧瞳孔等大等圆,对光反射存在,直径约有 3.5mm。右侧鼻唇沟略浅,伸舌居中。颈部有抵抗,布氏征、克氏征阳性,右侧肢体肌力 4 级,右侧偏身痛觉减弱,腱反射正常,右侧 Babinski 征阳性,左侧肢体肌力、感觉、腱反射正常,未引出病理征。急查腰穿,见全程血性脑脊液,压力为 250mmH$_2$O。CT 示:左侧大脑外侧裂可见高密度影。

问题

1. 诊断及诊断依据?
2. 该病常见病因有哪些?

参考答案和提示

1. 初步诊断　原发性蛛网膜下腔出血。

诊断依据:

(1) 患者,男性,45 岁,汉族,急性起病。酒后出现不能忍受的剧烈头痛,伴右侧肢体轻度无力。

(2) 体格检查:神志清,急性痛苦面容。双侧瞳孔等大等圆,对光反射存在,右侧鼻唇沟略浅,伸舌居中。脑膜刺激征阳性,右侧轻偏瘫,右侧偏身痛觉减弱。

(3) 腰穿:见全程血性脑脊液,压力为 250mmH$_2$O。CT 示:左侧大脑外侧裂可见高密度影。

2. 常见病因为粟粒样动脉瘤约 75%,动静脉畸形约 10%,梭形动脉瘤,脑底异常血管网占儿童发病的 20%。

案例 3-17

患者,男,22 岁,汉族,以"剧烈头痛伴四肢抽搐 2 天"为主诉入院。患者自诉昨晚在网吧玩游戏回家后出现头部剧烈疼痛,不能忍受,自行服用镇痛药不起作用,伴有恶心、呕吐。同时有四肢抽动,持续约 2~3 分钟。今日不能忍受头痛来医院就诊,收住入院。否认既往高血压和糖尿病史。体格检查:体温 37.2℃,呼吸 21 次/分,脉搏 76 次/分,血压 150/85mmHg,心肺未见异常。神志清,步入病房,急性痛苦面容,问答切题,查体合作。眼球各方向活动灵活,双侧瞳孔等大等圆,对光反射存在。双侧鼻唇沟对称,伸舌居中,颈部稍有抵抗,布氏征、克氏征阳性。双侧肢体肌力 5 级,腱反射正常,双侧 Babinski 征阴性。急查头颅 CT 示:左侧颞顶脑沟内可见高密度影。

问题

1. 诊断及诊断依据?
2. 该病有哪些并发症?
3. 应与哪些疾病相鉴别?

参考答案和提示

1. 初步诊断 原发性蛛网膜下腔出血。

诊断依据：

(1) 患者,男性,22岁,汉族,急性起病,剧烈头痛伴恶心、呕吐。既往无高血压、糖尿病病史。

(2) 神志清,急性痛苦面容。脑神经检查未见异常,四肢肌力5级,脑膜刺激征阳性。

(3) 头颅CT示:左侧颞顶脑沟内可见高密度影。

2. 并发症 再出血、脑血管痉挛、扩展至脑实质内的出血、急性或亚急性脑积水、癫痫。

3. 需与高血压性脑出血、颅内感染、癌肿式肿瘤颅内转移、脑膜癌、白血病等病相鉴别。

案例 3-18

患者,女,70岁,以"头痛5天"为主诉入院。患者自诉5天前无明显诱因出现头部疼痛,为头部胀痛,同时感心烦气躁,坐立不安。当时以为感冒,服感冒药后未见好转,为进一步诊断而入院,既往有高血压病史10年。体格检查:体温37.0℃,呼吸22次/分,脉搏86次/分,血压170/95mmHg。心肺未见异常。神志清,步入病房,急性痛苦面容,轻度烦躁不安,问答尚切题,查体合作。眼球各方向活动灵活,双侧瞳孔等大、等圆,直径约有3.5mm,对光反射存在。双侧鼻唇沟对称,伸舌居中。颈稍抵抗,布氏征、克氏征阳性。双侧肢体肌力5级,腱反射正常,双侧Babinski征阴性。头颅CTA示:左侧大脑前动脉梭状动脉瘤。

问题

1. 诊断及诊断依据?
2. 还需要做哪些辅助检查及意义?
3. 该病的预后如何?

参考答案和提示

1. 初步诊断

(1) 蛛网膜下腔出血。

(2) 原发性高血压2级,极高危组。

诊断依据：

(1) 女性,70岁,汉族,急性起病,头痛5天,尚能忍受。既往有高血压病病史。

(2) 神志清,急性痛苦面容,轻度烦躁不安。脑神经检查未见异常,四肢肌力5级,脑膜刺激征阳性。

(3) 头颅CTA示左侧大脑前动脉梭状动脉瘤。

2. 辅助检查的意义

(1) 头颅 CT 检查颅内出血特异性极高,尤其是早期出血,检出率可达 90% 以上。CT 可发现大脑外侧裂池、前纵裂池、鞍上池、桥小脑角池、环池和后纵裂池高密度出血征象。

(2) 脑脊液检查,CT 扫描检查显示出血征象不明显时,可进一步做腰穿检查,肉眼见脑脊液呈均匀一致血性,压力高。

(3) DSA 检查为常规检查,可确定动脉瘤的位置,显示血管解剖走行、侧支循环、血管痉挛等,发现烟雾病、血管性肿瘤等蛛网膜下腔出血病因。

(4) TCD 检查是一种非侵入性技术可监测蛛网膜下腔出血后脑血管痉挛。

3. 动脉瘤性蛛网膜下腔出血病死率高,约 20% 的患者到达医院前死亡,25% 死于首次出血或合并症,未经外科治疗约 20% 死于再出血,死亡多在出血后最初数日。90% 的颅内动静脉畸形破裂患者可以恢复,再出血风险较小。

临床思维:蛛网膜下腔出血

蛛网膜下腔出血是脑底部动脉瘤或脑动静脉畸形瘤破裂,血液直接注入蛛网膜下腔所致,又称自发性的蛛网膜下腔出血;脑实质或脑室出血、外伤性硬膜下或硬膜外出血流入蛛网膜下腔为继发性蛛网膜下腔出血。

【病因】

病因包括:

1. 粟状样动脉瘤占 75%。
2. 脑动静脉畸形,年轻人多见,约占 10%。
3. 梭状动脉瘤,高血压动脉粥样硬化所致。
4. 脑底异常血管网。
5. 其他。

先天性粟状样动脉瘤位于前循环,85%~90% 多为单发,约 20% 的患者为多发,位于两侧相同的血管(镜相动脉瘤),动脉瘤好发于组成 Willis 环的血管上,尤其是动脉分叉处。动脉瘤的分布为:颈内动脉及分叉部 40%,大脑前动脉及前交通动脉 30%,大脑中动脉及分支 20%,椎基底动脉及分支 10%;后循环常见于基底动脉尖和小脑后动脉。

蛛网膜下腔出血引起的一系列病理生理改变:

1. 血液流入蛛网膜下腔刺激痛觉敏感结构引起头痛,颅内压增高加剧头痛。
2. 颅内压达到系统灌注压时脑血流急剧下降,出现意识变化。
3. 出现急性阻塞性脑积水。
4. 释放各种炎性物质引起化学性脑膜炎。
5. 血液及分解产物直接刺激引起下丘脑功能紊乱。
6. 各种血管活性物质引起血管痉挛。

【临床表现】

临床上以突发异常剧烈的头痛为典型表现。常描述为"一生中经历的最严重的头痛",多有激动、用力等诱因。短暂意识障碍很常见,后交通动脉瘤压迫动眼神经产生麻痹,颈内动脉海绵窦段易损伤第3、第4、第5、第6对脑神经,大脑前动脉出现精神症状,大脑中动脉损伤出现三偏症状,椎基底动脉出现面瘫等脑神经损害,同时部分患者可出现脑膜刺激征。

【鉴别诊断】

1. 高血压性脑出血,其鉴别要点见表1-3-2。
2. 颅内感染。
3. 肿瘤卒中。

表1-3-2 脑出血与蛛网膜下腔出血的鉴别

	蛛网膜下腔出血	脑出血
发病年龄	粟状样动脉瘤多发于40~60岁,动静脉畸形青少年多见,常在10~40岁发病	50~60岁多见
常见病因	粟状样动脉瘤,动静脉畸形	高血压、脑动脉粥样硬化
起病速度	急骤,数分钟症状达到高峰	数十分钟至数小时达到高峰
高血压	正常或增高	通常显著增高
头痛	极常见,剧烈	常见,较剧烈
昏迷	重症患者出现-过性昏迷	重症患者持续性昏迷
神经体征	颈强直,克氏征、布氏征等脑膜刺激征	偏瘫、偏身感觉障碍及失语等局灶性体征
眼底	可见玻璃体囊下片块状出血	眼底动脉硬化,可见视网膜出血
头部CT	脑池、脑室及蛛网膜下腔高密度影	脑实质内高密度病灶
脑脊液	均匀一致血性	洗肉水样

【蛛网膜下腔出血治疗】

1. 内科治疗

(1) 一般处理,绝对卧床休息4~6周。

(2) 脱水降低颅内压。

(3) 预防再出血。

(4) 使用钙离子拮抗剂,预防脑动脉痉挛。

(5) 放脑脊液。

2. 外科治疗 手术是除去病因防止复发的有效方法(HUNT或HESS分级决定手术时机和判定预后的标准)。

复 习 题

一、单项选择题

1. 脑血管疾病的流行病学特点是(   )

A. 发病率高,病死率适中,伤残率高

B. 发病率高,病死率高,伤残率高
C. 发病率高,病死率适中,伤残率低
D. 发病率高,病死率低,伤残率低
E. 发病率低,病死率低,伤残率低

2. 颈内动脉系统主要供血部位为（ ）
   A. 基底核区   B. 小脑和脑干
   C. 眼部和大脑前3/5的脑组织   D. 大脑各个皮质区
   E. 大脑前4/5脑组织

3. 短暂性脑缺血发作后神经功能完全恢复的时间最长不超过（ ）
   A. 1小时   B. 6小时
   C. 12小时   D. 24小时
   E. 36小时

4. 最易发生脑梗死的血管是（ ）
   A. 大脑前动脉   B. 大脑中动脉
   C. 椎-基底动脉系   D. 大脑后动脉
   E. 颈内动脉

5. 急性脑梗死发病后临床上脑水肿的高峰期在（ ）
   A. 24小时内   B. 24~48小时
   C. 2~5天   D. 7~14天
   E. 10~14天

6. 脑血栓形成的进展性卒中定义中,发病后神经功能缺失症状不断加重的时间范围为（ ）
   A. 6小时   B. 24小时
   C. 48小时   D. 72小时
   E. 1周内

7. 腔隙性脑梗死最好发的部位是（ ）
   A. 小脑皮质   B. 胼胝体
   C. 中脑   D. 基底核
   E. 大脑皮质

8. 脑梗死后最早显示典型CT图像的时间为（ ）
   A. 病后即示高密度病灶   B. 病后24~48小时后示高密度病灶
   C. 病后即示低密度病灶   D. 病后24~48小时后示低密度病灶
   E. 病后2~3周示低密度病灶

9. 鉴别脑出血与蛛网膜下腔出血的最主要临床依据是（ ）
   A. 有无高血压   B. 有无意识障碍
   C. 有无血性脑脊液   D. 有无脑膜刺激征
   E. 有无神经系统的局灶性体征

10. 高血压脑病是血压突然升高,造成脑血流自动调节机制的障碍,此时平均动脉压应高于( )
   A. 160mmHg					B. 170mmHg
   C. 180mmHg					D. 190mmHg
   E. 200mmHg
11. 确诊蛛网膜下腔出血的首选和最佳方法是( )
   A. 头颅 CT					B. TCD
   C. DSA					D. 头颅 MRI
   E. 脑脊液检查

二、思考题

1. 颈内动脉系统与椎基底动脉系统 TIA 的主要临床区别是什么?
2. 蛛网膜下腔出血与脑出血在临床上如何鉴别?

复习题参考答案

一、单项选择题

1. B 脑血管疾病的流行病学特点是发病率高,病死率高,伤残率高。发病率为(100~300)/10 万,死亡率(50~100)/10 万,存活者中 50%~70% 患者遗留不同的后遗症。

2. C 颈内系统又称为前循环。起自颈总动脉,沿着咽侧壁上升至颅底,经颈动脉管至海绵窦,进入蛛网膜下腔。颈内动脉的主要分支有眼动脉、脉络膜前动脉、后交通动脉、大脑前动脉和大脑中动脉。所以颈内动脉系统主要供应眼部和大脑前 3/5 脑组织的血液,包括额叶、颞叶、顶叶和基底核区。

3. D TIA 的定义是指脑血管病损所致的短暂的局限性脑供血障碍,导致局限性缺血区的神经功能的突然缺失,症状又迅速消失,每次发作持续数分钟到 1 小时,但在 24 小时必须缓解,不留任何后遗症。以后可以有反复发作。

4. E 脑梗死大约 4/5 发生于颈内动脉系统,发生于椎-基底动脉系统者共占 1/5。发生梗死的血管依次为颈内动脉、大脑中动脉、大脑后动脉、及椎、基底动脉。

5. C 急性脑缺血灶不同时间的病理分期有超早期、急性期、坏死期(24~48 小时),软化期等。在病理的坏死期可见病灶中大量神经细胞消失,细胞浸润,脑组织明显水肿。在临床上即在发病后 2~5 天表现出脑水肿的高峰,此时脱水和抗脑水肿治疗十分重要。

6. C 脑血栓形成的进展性卒中指发病后神经功能缺失症状在 48 小时内逐渐进展或呈阶梯式加重。

7. D 腔隙性脑梗死灶发生率最高区域是基底核,大脑和小脑皮质、胼胝体、中脑、延髓均少见,脑干、中脑、脑桥略为多见。

8. D 脑梗死后 24~48 小时 CT 扫描中显示出与闭塞血管区一致的低密度病灶。

9. E 脑出血与蛛网膜下腔出血最主要的鉴别是脑出血存在脑实质出血,破坏脑的神经功能,所以出现神经系统的局灶性损害体征。如内囊损害或小脑损害或脑桥损害等。也可注入蛛网膜下腔造成继发性蛛网膜下腔出血的表现,脑膜刺激征呈阳性。而原发性蛛网膜下腔出血仅有蛛网膜下腔损害的脑膜刺激征,而没有脑实质损害体征。

10. C 当平均动脉压迅速升高到 180mmHg 以上,脑血流自动调节机制崩溃,血管扩张,脑血流增多,血管内压超过脑间质压,渗出增加,迅速出现脑水肿和内压增高造成发病。

11. E 蛛网膜下腔出血是多种病因造成血液流入蛛网膜下腔的一组疾病。所以用腰穿等方式直接从蛛网膜下腔取得均匀血性脑脊液即可确诊为蛛网膜下腔出血。脑 CT 或 MRI 检查在蛛网下腔分别可发现高密度或高信号,这只能提示蛛网膜下腔中混有异常非脑脊液的成分,无法确定是否为红细胞混入还是白细胞混入。所以在严重脑膜炎时进行脑 CT 或 MRI 检查,在蛛网膜下腔同样也可分别发现高密度或高信号。DSA 是蛛网膜下腔血后病因检查中一重要手段。

二、思考题

1. 答题要点:颈内动脉系统 TIA 可出现黑矇和对侧肢体的瘫痪,以及感觉异常。椎基底动脉系统 TIA 则主要表现为眩晕、恶心和呕吐,还可有小脑的症状等。
2. 答题要点:年龄上蛛网膜下腔出血者年轻,而脑出血者则偏老年。蛛网膜下腔出血的患者脑膜刺激征明显,而脑损伤的体征轻或没有;而脑出血则脑损伤的体征重,脑膜刺激征相对不明显。CT 或 MRI 可以鉴别诊断。

第四章 中枢神经系统感染

第一节 单纯疱疹病毒性脑炎

案例 4-1

患者,男,41岁,农民。以"胡言乱语6天,睡眠增多2天"为主诉入院。三周前有感冒发热史,经抗炎治疗5天好转,6天前出现胡言乱语,近2天睡眠增多。体格检查:体温38.4℃,脉搏90次/分,呼吸20次/分,血压120/60mmHg。意识模糊,自言自语,查体尚合作,对答切题,心肺无特殊异常。双眼球活动自如,双瞳孔等大等圆,对光反射灵敏,双眼底视乳头边界模糊。双侧鼻唇沟对称,饮水有呛咳,双软腭抬举稍差,伸舌居中,双侧肢体肌力四级,两侧Babinski征阳性,无感觉及二便障碍。颈软,Kernig征阴性,脑脊液压力250mmH$_2$O,常规及生化均正常。脑电图示弥散异常脑电活动以右颞区为甚,头颅CT扫描结果示右颞叶片状低密度灶,灶中散布多个点状高密度提示有灶中出血,灶边有明显的水肿。

问题
1. 该患者的诊断及诊断依据?
2. 还需哪些辅助检查?
3. 需与哪些疾病鉴别?

参考答案和提示
1. 初步诊断 单纯疱疹病毒性脑炎。

诊断依据:
(1) 男性,41岁。
(2) 起病急,有感冒史,表现为精神症状、意识障碍、锥体束征等脑部损害的症状及体征。
(3) 脑脊液检查压力增高,但化验正常。
(4) 脑电图示弥散异常脑电活动以右颞区为甚。
(5) 头颅CT扫描结果示右颞叶片状低密度灶,灶中散布多个点状高密度提示有灶中出血,灶边有明显的水肿。
2. 还需进行脑脊液病原学检查确诊。
3. 鉴别诊断 需要和结核性脑膜炎、脑脓肿、带状疱疹病毒性脑炎、巨细胞病毒性脑炎等疾病鉴别。

案例 4-2

患者,女,27岁,发热 4 天,频繁抽搐伴意识障碍一天。以往体健。体格检查:体温 39.2℃。脉搏 107 次/分。呼吸 22 次/分。血压 110/60mmHg。意识朦胧,查体尚合作,对答不切题。口周有疱疹,心肺无特殊异常。双眼底视乳头边界清,双瞳孔等大等圆,对光反射灵敏,双眼球活动自如,右侧鼻唇沟稍浅,伸舌稍偏右,右侧肢体轻偏瘫试验阳性,右 Babinsk 征阳性,无感觉及二便障碍,颈软,Kernig 征阴性。辅助检查:血常规 WBC $8.4×10^6$/L,中性粒细胞 0.46,淋巴细胞 0.54,脑脊液压力 190mmH_2O 细胞总数 $12×10^6$/L,蛋白定量、糖和氯化物均正常。脑电图示弥散异常脑电活动以左额颞区为甚,头颅 CT 扫描结果示左额颞区片状低密度灶。

问题

1. 该患者的诊断依据及诊断?
2. 还需哪些辅助检查?
3. 需与哪些疾病鉴别?
4. 如何治疗?

参考答案和提示

1. 初步诊断 单纯疱疹病毒性脑炎。

诊断依据:

(1) 女性,27 岁。

(2) 起病急,表现为发热、疱疹、意识障碍、癫痫发作、锥体束征等脑部损害的症状及体征。

(3) 脑脊液检查有轻度异常。

(4) 脑电图示弥散异常脑电活动以左额颞区为甚。

(5) 头颅 CT 扫描结果示左额颞区片状低密度灶。

2. 还需进行脑脊液病原学检查确诊。

3. 鉴别诊断 需要和结核性脑膜炎、脑脓肿、带状疱疹病毒性脑炎、巨细胞病毒性脑炎等疾病鉴别。

4. 治疗选用

(1) 抗病毒治疗:如阿昔洛韦或更昔洛韦。

(2) 免疫治疗:可以选用干扰素、转移因子、肾上腺皮质激素。

(3) 对症治疗:抗癫痫、脱水降颅压、镇静、降温等。

(4) 防治并发症。

(5) 支持治疗。

临床思维:单纯疱疹病毒性脑炎

单纯疱疹病毒性脑炎是由单纯疱疹病毒侵入中枢神经系统所致的脑部炎性疾病,其病理改变以炎性坏死及出血为特点,又叫急性坏死性脑炎或出血性脑炎。

【临床表现】

包括：

1. 任何年龄均可发病,50%以上见于20岁以上,四季均可发病,潜伏期为2~21天,平均6天。前驱期可有发热、全身不适、头痛、肌痛、嗜睡、腹痛和腹泻等症状。

2. 多急性起病,有口周疱疹史。体温可达38.4~40.0℃。头痛,轻微的意识和人格改变,或以全身性或部分性癫痫发作首发。

3. 精神症状:主要表现为认知功能障碍,错觉、幻觉及各种妄想。

4. 神经症状:偏盲、偏瘫、失语、眼肌麻痹、共济失调、多动(震颤、舞蹈样动作、肌阵挛)、脑膜刺激征等弥散性局灶性脑损害表现。意识障碍表现为:模糊或谵妄、嗜睡、昏睡、昏迷或去皮质状态。重症患者可出现脑水肿颅内高压,甚至脑疝死亡。病程为数日至1~2个月。

5. 脑电图可以出现弥散性或局灶性漫波,颞叶为中心,不对称局灶异常临床意义较大。

6. 头颅CT可见单侧或颞叶、海马及边缘系统局灶性低密度区,如有出血更支持该病。MRI示脑内长T1长T2信号。

7. 脑脊液检查:压力正常或轻度增高,重者可明显增高,细胞数可明显增多,以单核细胞为主,可有红细胞数增多,蛋白质呈轻、中度增高,糖和氯化物正常。

【确诊尚需选择如下检查】

1. 脑脊液中发现HSV抗原或抗体。
2. 脑组织活检或病理发现组织细胞核内包函体或原位杂交发现HSV病毒核酸。
3. 脑脊液PCR检测发现该病毒DNA。
4. 脑组织或脑脊液标本HSV分离、培养和鉴定。
5. PCR检查脑脊液中其他病毒,以除外其他病毒所致脑炎。

【鉴别诊断】

应考虑与结核性脑膜炎、脑脓肿、带状疱疹病毒性脑炎、巨细胞病毒性脑炎等疾病鉴别。治疗上以抗病毒、免疫治疗如选用干扰素、转移因子、肾上腺皮质激素、对症、抗癫痫、脱水降颅压、镇静、降温等,防治并发症以及支持治疗等综合治疗为主。

第二节 结核性脑膜炎

案例4-3

患者,男,46岁,低热伴头痛30天,加重伴恶心、呕吐10天,复视2天,半年前因气短胸痛在外院诊断为结核性胸膜炎,给予抗痨治疗。一个月后因肝功能损害而停止治疗。体格检查:体温38.2℃,脉搏107次/分,呼吸20次/分,血压110/70mmHg,神志清楚,痛苦面容,双瞳孔等大、等圆,光反应存在,左眼内斜位,左眼向外活动差,双鼻唇沟对称,伸舌居中,四肢肌力、肌张力正常,双侧Babinski阴性,颈部明显的抵抗,克氏征阳性,布氏征阳性。血常规检查示WBC $11.8×10^6$/L,中性粒细胞0.65,淋巴细胞0.35。

问题

1. 该患者的诊断依据及诊断？
2. 还需哪些辅助检查？

参考答案和提示

1. 初步诊断　结核性脑膜炎。

诊断依据：

(1) 男性,46岁。

(2) 有结核性胸膜炎病史,未坚持治疗。

(3) 起病缓慢,表现为发热、头痛、恶心呕吐及脑神经损害的症状及体征。

(4) 脑膜刺激征阳性。

2. 辅助检查

(1) 腰穿:测压力以及脑脊液常规检查。

(2) 头颅CT及MRI加增强检查:了解是否有脑积水表现,有无脑实质内病灶,观察是否有颅底脑池强化。

案例 4-4

患者,男,21岁,农民。低热盗汗、消瘦两个月,头痛伴恶心、呕吐一周,发作性的四肢抽搐伴意识不清一天就诊入院,无咳嗽、咳痰病史。体格检查:体温37.9℃,脉搏107次/分,呼吸21次/分,血压110/70mmHg。发育正常,营养差,意识朦胧,抬入病房。双眼底视乳头边界不清,双鼻唇沟对称,伸舌居中,四肢肌力4级,四肢腱反射正常,双侧Babinski阴性,无感觉及二便障碍。颈有明显的抵抗,克氏征以及布氏征阳性,血常规正常,血沉76mm/h,胸片示右上肺浸润性结核。头颅CT平扫结果示脑室系统普遍扩大。

问题

1. 该患者的诊断依据及诊断？
2. 与哪些疾病鉴别？

参考答案和提示

1. 初步诊断　结核性脑膜炎,脑积水。

诊断依据：

(1) 男性,21岁。

(2) 低热盗汗消瘦起病。

(3) 头痛、恶心、呕吐及四肢抽搐为主要临床表现。

(4) 查体:双眼底视乳头边界不清,脑膜刺激征阳性。

(5) 辅助检查:血沉增快;头颅CT脑室系统普遍扩大,提示脑积水。

2. 鉴别诊断　需要和隐球菌性脑膜炎、病毒性脑膜炎、脑脓肿、带状疱疹病毒性脑炎、巨细胞病毒性脑炎等疾病鉴别。

临床思维:结核性脑膜炎

结核性脑膜炎(TBM)是由身体其他部位的结核病灶中的结核杆菌播散到颅内所致的非化脓性的炎性脑膜病变,是最常见的神经系统结核病。临床表现除了结核病的常见特点以外还包括因渗出、粘连所致的脑压增高及脑积水和血管改变,炎症直接侵犯所致的脑实质损害有关的一系列症状体征。

【临床特点】

1. 急性或亚急性起病,病程较长。发热,头痛、呕吐及脑膜刺激征是一组 TBM 早期最常见的临床表现。检查可有颈强直及 Kernig 征。

2. 发病 4~8 周常出现脑实质损害的症状如:①精神症状:委靡、淡漠、谵妄或妄想;②癫痫发作;③意识障碍;④肢体瘫痪。

3. 脑神经 脑神经损害较常见。以动眼、外展、面和视神经最易受累,因颅底炎症性渗出物的刺激、粘连、压迫所致。

4. 颅内压增高 早期由于脑膜、脉络丛和室管膜炎性反应,脑脊液生成增多,蛛网膜颗粒吸收下降,形成交通性脑积水,颅内压增高(轻中度);眼底视乳头水肿。

5. 老年人结核性脑膜炎的特点是头痛、呕吐较少,颅内压增高的发生率低,约半数脑脊液改变不典型,但在动脉硬化基础上发生结核性动脉内膜炎而引起脑梗死的较多。

6. 辅助检查 ①脑脊液压力增高,外观呈黄色,静置后可有薄膜形成。淋巴细胞显著增高,但一般不超过 $500×10^6/L$,蛋白中度升高,糖和氯化物下降。②结核菌培养是诊断结核性感染的金标准。③头颅 CT 及 MRI 特点是脑积水改变和颅底脑膜异常强化,有时脑实质内可以发现炎性或血管性病灶,诊断时需要和病毒性脑炎、脑膜炎、脑脓肿、带状疱疹病毒性脑炎、巨细胞病毒性脑炎等疾病鉴别。

【治疗】

1. 治疗原则 早期给药,合理选药,联合用药及系统治疗。
2. WHO 建议的一线用药见表 1-4-1。

表 1-4-1 主要的一线抗结核药物

药物	儿童日用量	成人日常用量	用药途径	用药时间
异烟肼	10~20mg/kg	600mg·qd	静脉注射	1~2 年
利福平	10~20mg/kg	450~600mg·qd	口服	6~12 月
吡嗪酰胺	20~30mg/kg	1500mg·tid	口服	2~3 月
乙胺丁醇	15~20mg/kg	750mg·qd	口服	2~3 月
链霉素	20~30mg/kg	750mg·qd	肌内注射	3~6 月

3. 激素治疗 适用于病情严重,颅内压增高,椎管阻塞,抗结核治疗后病情加重及合并结核瘤者。成人:泼尼松 1mg/(kg·d) 或地塞米松 10~20mg。儿童:泼尼松 1~3mg/(kg·d)地塞米松 8mg(0.3~0.6/kg·d)上述剂量维持 3~6 周,再减量 2~3 周后停药。

4. 重症患者可辅助鞘内注射 地塞米松 5~10mg,α-糜蛋白酶 4000U,透明质酸酶

1500U,每隔2~3天一次,注药要缓慢,症状消退后每周2次,体征消失后,1~2周1次,直至脑脊液检查正常,但脑脊液压力高的患者慎用此法。

5. 脑脊液压力高可用脱水剂,补液,注意电解质平衡,保护肾脏和肝脏的功能。

复 习 题

一、单项选择题

1. 造成中枢神经系统急性感染的常见病毒之一是（　　）
   A. M蛋白缺陷型病毒　　　　　B. 单纯疱疹病毒
   C. 乳头状多瘤空泡病毒　　　　D. 朊蛋白
   E. 风疹病毒
2. 脑炎与脑膜炎临床主要区别之一在于前者有（　　）
   A. 脑膜刺激征　　　　　　　　B. 高热
   C. 脑脊液中白细胞增多,蛋白增高　　D. 脑实质损害
   E. 头痛和颅内压增高
3. 针对单纯疱疹病毒性脑炎的最佳抗病毒药物是（　　）
   A. 更昔洛韦　　　　　　　　　B. 膦甲酸钠
   C. 阿昔洛韦　　　　　　　　　D. 干扰素
   E. 转移因子
4. 在临床上最易与结核性脑膜炎混淆诊断的疾病是（　　）
   A. 病毒性脑膜炎　　　　　　　B. 隐球菌性脑膜炎
   C. 单纯疱疹病毒性脑炎　　　　D. 莱姆病
   E. 神经系统钩端螺旋体病

二、问答题

1. 容易造成神经系统结核感染的高危人群有哪些?
2. 试述结核性脑膜炎的正确治疗。

三、思考题

试述结核性脑膜炎的正确治疗。

复习题参考答案

一、单项选择题

1. B　2. D　3. A　4. B

二、问答题

略。

三、思考题

答题要点:早期、联合、足量、长期、顿服是治疗结核性脑膜炎的原则。

第五章 中枢神经系统脱髓鞘疾病

第一节 多发性硬化

案例 5-1

患者,女,32岁。于两年前以"吞咽困难、饮水呛咳、构音障碍一周"为主诉住院。当时查体双软腭抬举差,咽反射迟钝,右侧 Babinsk 征阳性,脑脊液检查及头颅 CT 阴性,诊断为脑干脑炎,给予激素治疗,症状缓解出院。10天前又因感冒发热后再次出现上述症状,同时出现右眼视物不清故再次入院。体格检查:体温36.9℃,脉搏97次/分,呼吸18次/分,血压100/70mmHg。发育正常,营养中等,神志清,言语带鼻音,双眼球活动自如,右眼视乳头萎缩,双鼻唇沟对称,双软腭抬举稍差,双侧咽反射迟钝,伸舌稍偏左,无舌肌萎缩,右侧肢体肌力4级,Babinski 征阳性。无感觉及二便障碍,无脑膜刺激征。脑脊液检查:WBC 15×10^6/L,以淋巴细胞为主,蛋白 0.53g/L。

问题

1. 该患者的诊断依据及诊断?
2. 还需哪些辅助检查?

参考答案和提示

1. 初步诊断 多发性硬化。

诊断依据:

(1) 女性,32岁。

(2) 临床表现为神经系统两处损害,即脑干和视神经。

(3) 经治疗症状好转,但两年后患者再次出现脑干损伤症状,同时伴有视神经损害表现。

(4) 脑脊液白细胞轻度升高。

2. 还需进行脑脊液 IgG 指数和 IgG 寡克隆带检查,头颅增强 CT 及 MRI,诱发电位检查确诊。

案例 5-2

患者,女,41岁。于半年前出现左半身发麻、无力,伴发热,诊断为大动脉炎,给予激素治疗,病情好转。两周前又因左侧肢体无力加重,行走不能,小便失禁,在当地医院按脑血管病治疗无效。三天前出现左眼睑下垂,复视。入院体格检查:神志清,语言流畅,左侧动眼神经麻痹,左中枢性面瘫及舌瘫,左侧肢体肌力3级,左 Babinski 征阳性,左侧面部和右半身痛觉减退,无脑膜刺激征。脑脊液检查提示:WBC $18×10^6/L$ 以淋巴细胞为主,脑脊液蛋白定量在正常范围。头颅 MRI 示脑干及皮层下白质内多发斑点状病灶,为长 T1 长 T2 信号。

问题

1. 该患者的诊断依据及诊断?
2. 需与哪些疾病鉴别?

参考答案和提示

1. 初步诊断 多发性硬化。

诊断依据:

(1) 女性,41 岁。
(2) 临床表现为多脑神经及锥体束损害,单一病灶无法解释所有临床症状。
(3) 病程有反复发作。
(4) 脑脊液轻度白细胞增高。
(5) 头颅 MRI 可见脑白质内多发病灶。

2. 需要和病毒性脑炎、脑干肿瘤、脑动脉炎等疾病鉴别。

临床思维:多发性硬化

多发性硬化是以中枢神经系统多灶性的白质脱髓鞘为病理特点的一种在遗传、易感个体及环境因素作用下发生的自身免疫性疾病。

【临床表现】

1. 多病灶引起的神经功能障碍,如:①肢体瘫痪;②感觉异常;③眼震与共济失调;④视物障碍;⑤脑神经障碍;⑥有时可影响到周围神经。
2. 病程中常有缓解复发。
3. 脑脊液蛋白和细胞轻度增高,IgG 指数增高和 IgG 寡克隆带阳性。
4. 视觉、脑干听觉和体感诱发电位有单项或多项异常。
5. MRI 检查可发现小脑、脑干、视神经和脊髓的不规则斑块(提示脑白质和脊髓内多个大小不定的异常信号,T1 像是低信号,T2 像是高信号)。
6. 需要和病毒性脑炎、脑干肿瘤、脑动脉炎等疾病鉴别。

【临床类型】

临床类型包括:

1. 复发缓解型。
2. 继发进展型。
3. 原发进展型。
4. 进展复发型。
5. 良性型。

【MS 诊断标准（Poser-1983）】

1. 临床确诊 MS（clinical definite MS）
（1）病程中两次发作和两个分离病灶的临床证据。
（2）病程中两次发作，一处病变临床证据和另一部位病变亚临床证据。
2. 实验室检查支持 MS（laboratory-supported definite MS）
（1）病程中两次发作，一个临床或亚临床病变证据，脑脊液 OB/IgG（表示脑脊液寡克隆带阳性，或脑脊液-IgG 指数增高）。
（2）病程中一次发作，两个分离病灶的临床证据，脑脊液 OB/IgG。
（3）病程中一次发作，一处病变的临床证据和另一部位病变亚临床证据，脑脊液 OB/IgG。
3. 临床可能 MS（clinical probable MS）
（1）病程中两次发作，一处病变的临床证据。
（2）病程中一次发作，两个不同部位病变的临床证据。
（3）病程中一次发作，一处病变的临床证据和另一部位病变亚临床证据。
4. 实验室检查支持可能 MS（laboratory-supported probable MS）
（1）病程中两次发作，脑脊液 OB/IgG。
（2）两次发作须累及 CNS 不同的部位，须间隔至少一个月，每次发作须持续 24 小时以上。

MS 的治疗选用：皮质类固醇、β-干扰素、免疫抑制剂以及对症等治疗。

第二节 视神经脊髓炎

案例 5-3

患者，男，28 岁。双眼视力丧失三天，双下肢无力伴有小便潴留两天。体格检查：体温 36.3℃，脉搏 70 次/分，呼吸 18 次/分，血压 120/70mmHg。发育正常，营养好，神志清，抬入病房，双眼视力为光感，双视乳头边界不清，双瞳孔等大等圆，对光反射迟钝，双眼球活动自如。双鼻唇沟对称，伸舌居中，双上肢肌力、肌张力正常，双下肢肌张力低，腱反射消失，腹壁反射消失，双 Babinski 征阳性，乳头平面以下所有的感觉消失。脑脊液压力正常，脑脊液白细胞总数 $21×10^6$/L，以中性粒细胞为主，脑脊液蛋白定量为 0.48g/L。

问题

1. 该患者的诊断依据及诊断？
2. 还需哪些辅助检查？

参考答案和提示

1. 初步诊断 视神经脊髓炎。

诊断依据：

（1）男性，28 岁。

（2）临床表现为视神经和脊髓同时受累。
（3）脑脊液轻度异常。
2. 还需进行脑脊液 IgG 指数和 IgG 寡克隆带，头颅和脊髓的增强 CT 及 MRI，诱发电位检查确诊。

案例 5-4

患者，女，18 岁。两年前因左眼突发视物不清诊断为球后视神经炎，经治疗视力有所改善，但未完全恢复。半年前又出现右眼视力下降，以同样的诊断给予激素治疗，视力有所提高但未完全恢复。10 天前开始双下肢无力，腹部束带样灼痛，小便困难。体格检查：体温 36.8℃，脉搏 80 次/分，呼吸 18 次/分，血压 115/70mmHg。发育正常，营养好，神志清，抬入病房。双眼视力 0.2，双眼底视神经萎缩，双瞳孔等大等圆，光反应好，双眼球活动自如。双鼻唇沟对称，伸舌居中，双上肢肌力、肌张力正常，双下肢肌张力高，肌力 1~2 级，腱反射亢进，双 Babinski 征阳性，双侧肋缘下痛觉减退，腰穿压力、常规、生化均正常。

问题
1. 该患者的诊断及诊断依据？
2. 需与哪些疾病鉴别？

参考答案和提示
1. 初步诊断　视神经脊髓炎。
诊断依据：
（1）女性，18 岁。
（2）临床表现为两侧视神经前后受损害。
（3）脊髓横贯性损害。
（4）脑脊液无异常。
2. 需要和急性脊髓炎、单纯球后视神经炎、多发性硬化等疾病鉴别。

临床思维：视神经脊髓炎

视神经脊髓炎是视神经和脊髓同时或相继受累的急性或亚急性脱髓鞘性疾病，其病因不清楚，有人认为是多发性硬化的一种亚型，是一种与自身免疫有关的疾病。主要的病理改变是神经纤维的脱髓鞘和血管周围的炎性浸润，临床上表现为急性或亚急性出现的视乳头或球后视神经的炎性损害和脊髓横贯性损害，脑脊液蛋白和细胞可以有轻微的增高。MRI 提示有脊髓异常信号，可累及几个脊髓节段。病变早期需要与单纯视神经炎或横贯性脊髓炎相鉴别。治疗主要选用肾上腺皮质激素治疗，此外还可以用免疫球蛋白和血浆置换治疗。

复 习 题

一、单项选择题

1. 临床上最常见的多发性硬化类型是(　　)
   A. 良性型　　　　　　　　　　　B. 进展复发型
   C. 缓慢进展型　　　　　　　　　D. 复发缓解型
   E. 急性进展型
2. 多发性硬化的典型临床表现特点为(　　)
   A. 慢性起病后中枢神经上有多发病灶,病程中缓解复发
   B. 急性和亚急性起病后中枢神经上多发病灶
   C. 急性和亚急性起病后病情缓解和复发
   D. 慢性起病后中枢神经上多发病灶,进行性加重
   E. 急性和亚急性起病后中枢神经上有多发病灶,病程中缓解复发
3. 多发性硬化中最容易发现异常的诱发电位是(　　)
   A. 脑干听觉诱发电位　　　　　　B. 上肢短潜伏期体感诱发电位
   C. 视觉诱发电位　　　　　　　　D. 磁刺激运动诱发电位
   E. 下肢短潜伏期体感诱发电位

二、问答题

你如何理解多发性硬化的诊断标准?

三、思考题

多发性硬化常用的诊断标准有几种?

复习题参考答案

一、单项选择题

1. D　2. E　3. C

二、问答题

略。

三、思考题

答题要点:有两种。Poser(1983年)和McDonald(2001年)诊断标准。

第六章 帕金森病

案例 6-1

患者,男,65 岁。2 年来右手出现不自主抖动,静止时出现,精神紧张时加重,睡眠时消失。近 2 个月来患者出现动作缓慢、面部缺少表情等症状故来我院就诊。体格检查:体温 36.8℃,血压 130/80mmHg,呼吸 19 次/分,脉搏 77 次/分。心肺腹未见异常。神经系统专科检查:神志清,走路呈慌张步态,面具脸,四肢肌张力增高,右上肢肌张力呈齿轮样增强,四肢肌力 5 级,可见右上肢静止性震颤,四肢腱反射活跃,病理征未引出。

问题

1. 该患者的诊断及诊断依据?
2. 该病的主要治疗手段?

参考答案和提示

1. 初步诊断　帕金森病。

诊断依据:

(1) 65 岁,男性。

(2) 有右手不自主抖动、运动迟缓、面部缺少表情等症状。

(3) 有面具脸、静止性震颤、肌张力增高、慌张步态等神经系统体征。

2. 治疗方法　目前该病仍以药物治疗为主,恢复纹状体 DA 与 Ach 递质系统平衡,应用增加多巴胺含量抗胆碱能和改善 DA 递质功能药物。

案例 6-2

患者,男,67 岁。以"四肢僵硬、活动减少、加重 1 年、伴吞咽困难 2 月"为主诉来我院就诊。既往有高血压病史 13 年,糖尿病史 5 年,多发性脑梗死病史 3 年,最近一次梗死发生在 2 月前。体格检查:体温 36.5℃,血压 150/90mmHg,呼吸 18 次/分,脉搏 81 次/分。心肺腹未见明显异常。神经系统专科检查:神志清,面具脸,声音嘶哑,吞咽困难,饮水呛咳,咽后壁感觉存在,咽反射明显迟钝,四肢肌张力明显增强,右侧肌力近 5 级,左侧肌力 4 级,四肢腱反射亢进,双侧病理征阳性,双侧掌下颌反射阳性。

问题

该患者的诊断及依据?

参考答案和提示

初步诊断

(1) 多发性脑梗死。

(2) 帕金森综合征。

诊断依据：
(1) 男性，67岁，多发性脑梗死病史3年。
(2) 有四肢僵硬、活动减少症状。
(3) 神经系统检查面具脸、假性球麻痹、四肢肌张力增高、左侧肢体轻度偏瘫、双侧病理征阳性。

临床思维：帕金森病和帕金森综合征

帕金森病(Parkinson's disease PD)又名震颤麻痹，是常见的神经系统变性疾病，疾病呈进行性发展，是中老年人致残的主要原因之一。其病理改变主要涉及边缘系统、中脑皮质系统和黑质多巴胺(DA)能神经元(含色素的神经元变性、缺失，尤其黑质致密部DA能神经元显著，残留神经元变性，黑色素减少，胞浆内出现特征性嗜酸性包涵体(Lewy体)、α-共核蛋白基因是Lewy体中的重要成分，伴有不同程度的胶质增生。临床特征是震颤、肌强直、运动迟缓和姿势、步态异常。病因及发病机制：由于中脑黑质(尤其是致密带)的多巴胺能神经元退化、变性，使通过黑质、纹状体束作用于纹状体的多巴胺递质减少，造成纹状体内多巴胺和乙酰胆碱的平衡失调而发病。

【临床表现】

1. 震颤 出现顺序：一侧上肢→同侧下肢→对侧肢体→下颌、口唇、舌及头部。为静止性震颤，搓丸样动作、一侧肢体运动如握拳和松拳，可引起另一侧肢体出现震颤，该试验有助于发现早期轻微震颤。静止性震颤的主要发生机制是由于黑质-纹状体通路的抑制引起多巴胺递质的减少所致。静止性震颤一般于睡眠时消失，仅于快速眼动期睡眠时(REMS)再次出现。

2. 肌强直 铅管样强直：伸肌和屈肌均受累，张力增高，被动活动患者可感到类似弯曲软铅管的感觉；齿轮样强直：肢体合并震颤时，在均匀的阻力中出现断续停顿，如转动齿轮感，肌强直与静止性震颤叠加所致。

3. 运动迟缓 随意动作减少、困难，起床、翻身、步行、方向变换等运动迟缓，面部表情少，凝视、瞬目少，面具脸，写字过小征，手指精细动作，如扣纽扣、系鞋带等困难。

4. 冻结现象 由于情绪激动所有运动突然消失，其机制是情绪激动使细胞过度活动而增加去甲肾上腺素能神经介质的输出。

5. 开关现象 表现为突然的不能行动和突然的行动自如，这与情绪或其他外界因素无关，一般认为是左旋多巴治疗的不良反应，治疗9个月后约出现10%，2.5年后明显增加，与服药时间、剂量无关，不能预知，加用受体激动剂可获改善。

6. 少动危象 指较长时间不能动，与情绪无关，是PD的一种严重类型，是由于纹状体的多巴胺释放完全消失引起。

7. 步态异常 生理联带运动消失，起步困难，小步态，碎步前冲，不能及时停止，称慌张步态。

【诊断】

PD的诊断主要依据临床表现，即发病年龄、缓慢发病、逐渐进展的四项主征——静止性震颤、肌强直、运动迟缓、姿势步态障碍。PD生前临床诊断与死后病理诊断符合率为85%。

【鉴别诊断】

1. 继发性帕金森综合征　①药源性继发性帕金森综合征,因阻滞纹状体中DA受体而引起继发性帕金森综合征的药:氯丙嗪、奋乃静、氟哌利多、甲氧氯普胺;②缺氧脑病;③中毒(Mn、Co、MPTP、氰化物、二硫化碳中毒);④感染性疾病,如脑炎后遗症;⑤代谢性疾病,甲旁减;⑥外伤;⑦底节区肿瘤;⑧血管病;⑨脑积水,正常压力脑积水。

2. 抑郁症　可伴有表情贫乏、语言单调、随意运动减少,易误诊为PD,两种疾病也可同时存在。抑郁症不具有PD的肌强直和震颤,抗抑郁治疗有效。

3. 特发性震颤　震颤以姿势性或运动性为特性,发病年龄早,饮酒或用普萘洛尔后震颤可明显减轻,无肌强直和运动迟缓,1/3有家族史。

【治疗】

1. 目标　试图通过保护黑质中尚存活的神经元恢复DA和Ach两大递质系统的平衡,达到减轻疾病进展的目的,但这类药只能改善症状,不能阻止病情发展,因而需要终身服用。

2. 治疗原则　从小剂量开始,缓慢递增,尽量以较小剂量取得较满意疗效,治疗方案个体化,即根据患者的年龄、症状类型、严重程度、就业情况、药物价格和经济承受能力选择药物。

3. 药物治疗

(1) 抗胆碱能药物:常用药有安坦、丙环定、甲磺酸苯扎托品等。

(2) 金刚烷胺。

(3) 多巴胺替代治疗:左旋多巴小剂量开始(125mg),维持量1.5~4g/d。复方左旋多巴:美多巴375~500mg/d,分3~4次服用、帕金宁400~500mg/d,分3~4次服用。

(4) 多巴胺受体激动剂:溴隐亭,开始0.625mg,晨服,每3~5天增加0.625mg,分次服,6~8周出现疗效,常量7.5~15mg/d,最大不超过25mg/d。倍高利特0.025mg/d开始,2~7周内渐加至0.25mg,一日三次,与L-DA合用可减轻不良反应,并减少多巴的用量。常量0.375~1.5mg/d,最大不超过2.0mg/d。

(5) 单胺氧化酶B抑制剂:能阻止DA降解成HVA,增加脑内DA含量,与左旋多巴合用有肯定的协同作用。代表药有Deprenyl(司来吉兰),每次口服5mg,每日2次,不能与百忧解同用。

4. 外科治疗　苍白球、丘脑毁损术。

5. 细胞移植及基因治疗　将自体肾上腺髓质,尤其是异体胚胎中脑黑质细胞移植到患者的纹状体,可纠正DA递质缺乏,改善PD的运动症状。

复 习 题

一、单项选择题

1. 原发性帕金森病主要生化病理改变是在黑质-纹状体中(　　)

A. 多巴胺增多,乙酰胆碱能功能亢进

  B. 多巴胺减少，乙酰胆碱能功能减退
  C. 多巴胺增多，乙酰胆碱能功能减退
  D. 多巴胺减少，乙酰胆碱能功能亢进
  E. 多巴胺减少，GABA 神经递质减少
2. 帕金森的3个临床表现特征为（　　）
  A. 静止性震颤、肌强直、面具脸
  B. 静止性震颤、肌强直、姿势异常
  C. 静止性震颤、运动迟缓、慌张步态
  D. 肌张力增高、面具脸、慌张步态
  E. 静止性震颤、肌强直、运动迟缓
3. 帕金森病最常见的首发症状（　　）
  A. 静止性震颤　　　　　　B. 铅管样肌强直
  C. 齿轮样肌强直　　　　　D. 慌张步态
  E. 小步态

二、问答题

1. 何为肌强直、铅管样肌强直及齿轮样肌强直？
2. 基底核三个重要的神经环路是什么？

三、思考题

1. 何为肌强直、铅管样肌强直以及齿轮样肌强直？
2. 基底核三个重要的神经环路是什么？

复习题参考答案

一、单项选择题

1. D 2. E 3. A

二、问答题

略。

三、思考题

1. 答题要点：肌强直指锥体外系病损引起的肌张力增高，即伸肌和屈肌的张力同时增高。当被动检查时，检查者可以感受到关节的阻力增高是均匀一致的，称为"铅管样肌强直"。当患者合并有震颤时，检查者可发现屈伸关节时肢体在均匀阻力的基础上出现断续的停顿，如同齿轮转动一样，称为"齿轮样肌强直"。
2. 答题要点：
 （1）皮质-皮质环路。
 （2）黑质-纹状体环路。
 （3）纹状体-苍白球环路。

第七章 癫痫

案例 7-1

患者,男,26岁。以"发作性右侧口角抽搐,不能讲话1年"为主诉入院。患者1年前劳动时忽然出现右侧口角抽搐,发作时不能讲话,但心里明白。持续数分钟缓解,约2~3天发作一次。发作时否认有意识不清,自感记忆力、反应能力下降。神经系统查体未见明显阳性体征。磁共振检查 T_2flair 像提示左侧额中回可见一局限性异常信号。脑电图见左侧额部 θ 波伴棘波。

问题

1. 该患者的诊断及诊断依据?
2. 该患者应如何处理?

参考答案和提示

1. 初步诊断 症状性癫痫。
(1) 左额叶癫痫。
(2) 单纯部分性发作。
诊断依据:
(1) 突发性口角抽搐,不能讲话。
(2) 反复发作,但发作时意识清楚。
(3) 神经系统未见异常体征。
(4) 脑电图左额异常电波。
(5) MRI 异常。
2. 确定左额病变性质和是否需要手术治疗。

案例 7-2

患者,男,14岁。12岁时发现患者突然出现愣神(活动停止),意识丧失,无肢体抽搐,持续约半分钟缓解,事后不能回忆。病史中否认有跌倒史。因怀疑癫痫曾服用苯妥英钠,但治疗效果不佳,每天仍发作十余次不等。入院查体未见明显异常体征。行脑电图检查提示规则、同步、对称的 3Hz 的棘慢波。

问题

1. 该患者的诊断及诊断依据?
2. 与晕厥如何鉴别?
3. 该患者应如何处理?

参考答案和提示

1. 初步诊断 癫痫(失神发作)。

诊断依据:

(1) 突然出现意识丧失,但无肢体抽搐,持续时间为半分钟。

(2) 神经系统未见异常体征。

2. 鉴别 晕厥多发生在有其他脏器病变时(如窦性心动过缓、严重的贫血、脑供血不足等),持续时间较长,发作时脑电图无特征性棘慢波发放。

3. 首先应停用苯妥英钠,因为苯妥英钠对儿童失神发作无效且有加重作用。可选用丙戊酸钠或乙琥胺,对顽固性失神还可选用拉莫三嗪,尤其与丙戊酸钠合用时效果更明显。

案例 7-3

患者,男,20岁,足月顺产,无缺氧史。患者3年前在上课时突发四肢抽搐、意识丧失。全身肌肉强直性收缩,上肢曲屈、双下肢伸直及足内翻。约20秒后出现全身肌肉交替性收缩与松弛,并有小便失禁,5分钟后缓解,醒后发现舌咬伤。约1次/10天,多时1天内有3次发作。曾服用卡马西平,疗效差。中药疗效开始时尚可,渐减退。现在发作约2~3次/周。神经系统查体未见明显阳性体征。MRI:未见异常。

问题

1. 该患者的诊断及诊断依据?
2. 还需要哪些辅助检查?
3. 该患者应如何处理?

参考答案和提示

1. 初步诊断 癫痫(全面性强直阵挛发作)。

诊断依据:

(1) 病史3年。

(2) 突发四肢抽搐、意识丧失。全身肌肉强直性收缩上肢曲屈动作和双下肢强烈伸直及足内翻。全身肌肉交替性收缩与松弛,并有小便失禁、舌咬伤,5分钟后缓解。

(3) 神经系统查体未见明显阳性体征。

2. 治疗还需行脑电图检查 是否有异常放电及放电部位。

3. 治疗包括

(1) 药物治疗:可选用丙戊酸类(控制全面性发作疗效最好,控制部分性发作效果不如卡马西平)。

(2) 手术治疗:目前认为有明确病灶、脑电图证实病灶为责任病灶,行正规抗癫痫药治疗,血药浓度达到有效浓度2年以上如仍不能有效控制发作的行手术治疗。

案例 7-4

患者,女,38岁,有癫痫病病史20年。今年9月初因感染高热出现持续的肢体抽搐,持续时间超过半个小时,但肢体的抽搐幅度渐减小,在此期间内患者意识始终不清。既往服痫复灵、镇痫灵、复方苯巴比、妥溴化钠,今年9月起服用苯妥英钠600mg/d。病史中记忆力、反应力下降,性格暴躁,有时威胁要自杀。神经系统查体未见明显阳性体征。

问题
1. 该患者的诊断及依据?
2. 该患者应如何处理?

参考答案和提示
1. 诊断 癫痫持续状态。
诊断依据:
(1) 癫痫病史20年。
(2) 持续发作性抽搐30分钟,期间无神志转清。
(3) 神经系统查体未见异常。
2. 处理
(1) 控制癫痫发作。
(2) 保持呼吸道通畅。
(3) 防治并发症。

临床思维:癫痫

癫痫是由多种病因引起的慢性脑部疾患,以脑部神经元同步放电所致的突然、反复和短暂的中枢神经系统功能失常为特征。癫痫发作是指大脑神经元过度同步放电引起短暂脑功能障碍,并引起患者和观察者都能觉察到的各种表现。临床上80%的癫痫患者可以通过药物治疗得到有效的控制,其中相当一部分患者可以治愈,约有20%的癫痫患者药物治疗难以控制,需行外科治疗,外科手术对颞叶癫痫效果最好,治愈率可达60%~80%。

【分类】

癫痫发作的国内分类:

1. 部分性发作
(1) 单纯部分性发作:无意识障碍。运动、感觉、自主神经发作。
(2) 复杂部分性发作:又称为精神运动发作伴有意识障碍,包括有意识障碍、精神症状、自动症。
(3) 部分发作扩展至全身。

2. 全面性发作
(1) 全面性强直阵挛发作。
(2) 失神发作。
(3) 肌阵挛发作。

(4) 阵挛发作。

(5) 强直发作。

(6) 失张力发作。

3. 不能分类　因资料不足或不能归入上述各类的发作。

【诊断】

首先应符合癫痫的基本特点：发作性（症状的出现和消失均非常突然，持续数分钟）和重复性（一次发作后经不固定的间隔会有第二次至多次相同发作）。癫痫患者多查体无异常所见，因此病史非常重要，应包括详细的发作中及发作后的表现，有无先兆，发作次数及时间，有无诱因与生理变化，患者智力、生活能力、患者性格有无变化等。还应了解既往有无其他患病史，有无脑外伤，出生前及出生后有无异常情况，有无家族史等。

【鉴别诊断】

1. 晕厥　前驱症状有眩晕、耳鸣、黑矇、腹部感觉异常，意识丧失前常表现有茫然；晕厥持续数秒至1分钟；常无发作后精神错乱；无发作后肌肉疼；无发作后头痛。

2. 精神性发作　常为年龄较大的儿童及成人；均有精神诱因，常无咬舌、尿失禁、入睡中发作、发作引起外伤，无发作后精神错乱，发作时及发作后即刻脑电图正常。

【治疗】

给患者服用抗癫痫药之前必须有正确的诊断。

1. 药物治疗　首先去除促发因素；向患者及家属说明服药的理由及规律服药的重要性；根据发作的类型给予一种第一线抗癫痫药，小剂量开始至最佳治疗量，并在服用药物后监测药物浓度；诊断明确达到最佳治疗量，如仍控制不佳，可采用联合用药；因抗癫痫药多有血液、肝、肾、皮肤黏膜等毒性不良反应，定期复查血常规、肝肾功能及皮肤黏膜有无皮疹等。常用药有：

(1) 苯妥英钠：100mg/片，300~500mg/d Tid。

(2) 丙戊酸钠：200mg/片，600~1200mg/d Tid。

(3) 卡马西平：100~200mg/片，600~2000mg/d Tid。

(4) 乙琥胺：250mg/粒，国内无药。

(5) 苯巴比妥：30mg/片，60~300mg/d。

(6) 氯硝西泮：2mg/片，2~8mg/d。

(7) 扑米酮：250mg/片，750~1000/d。

(8) 加巴喷丁：300mg/片，1200~3600mg/d。

(9) 拉莫三嗪：25，50，100mg/片，100~200mg/d。

(10) 非尔氨酯：400mg/片，1800~3600mg/d。

(11) 托吡酯：25~100mg/片，100~500mg/d。

(12) 氨基烯酸：500mg/片，500~3000mg/d。

(13) 德巴金：500mg/片，750~1000mg/d。

(14) 奥卡西平：300mg/片，600~1200mg/d。

2. 外科治疗　对于内科规律治疗2年以上仍无法控制者，可在行术前评估后，对于适合外科手术者行手术治疗。

3. 放射外科治疗 近年来，一些患者采用伽马刀、X 刀治疗，控制不理想，且在接受治疗后数年，在一些患者随访中发现有较明显的放射性脑病表现，因此技术为新兴技术，不推荐用于癫痫患者。

复 习 题

一、单项选择题

1. 按国际分类临床上主要两大类型癫痫是（　　）
   A. 部分性发作和强直阵挛性发作
   B. 全面性发作和复杂性发作
   C. 部分性发作和失神发作
   D. 全面性发作和单纯性发作
   E. 全面性发作和部分性发作

2. 诊断癫痫主要是靠（　　）
   A. 脑电图检查　　　　　　　　B. 病史询问
   C. SPECT　　　　　　　　　　D. MRI
   E. 神经系统体格检查

3. 癫痫的复杂部分性发作（精神运动性发作）临床特征是（　　）
   A. 持续性各种遗忘症状或有错觉症状
   B. 发作性抽搐和意识障碍
   C. 发作性精神症状、知觉障碍、遗忘，可伴自动症和意识障碍
   D. 持续性妄想，并有发作性加重
   E. 情感障碍，思维破裂，有幻觉和无自知力

4. 符合控制癫痫的药物治疗原则是（　　）
   A. 大剂量、短期应用单一抗癫痫药
   B. 按发作类型选择单药短期间歇用药
   C. 按发作类型长期、规则单一用药
   D. 大剂量、短期、数个抗癫痫药合并应用
   E. 长期、规则、数个抗癫痫药合并应用

5. 治疗癫痫单纯部分性发作、复杂部分性发作、强直阵挛性发作和失神发作均有效的药物是（　　）
   A. 苯妥英钠　　　　　　　　　B. 卡马西平
   C. 丙戊酸钠　　　　　　　　　D. 苯巴比妥
   E. 扑米酮

6. 癫痫持续状态临床表现之一是指一次癫痫发作持续超过（　　）
   A. 50 分钟　　　　　　　　　 B. 40 分钟
   C. 30 分钟　　　　　　　　　 D. 20 分钟

E. 10 分钟
7. 癫痫持续状态的主要常见病因是（　　）
   A. 不规则服抗癫痫药　　　　　　B. 怀孕
   C. 感染发热　　　　　　　　　　D. 酗酒影响抗癫痫药吸收
   E. 过度疲劳后心情不愉快

二、思考题
癫痫有哪几种常见临床类型？

复习题参考答案

一、单项选择题

1. E　国际抗癫痫联盟将癫痫分为部分性发作、全面性发作、不能分类的癫痫发作。
2. B　癫痫的临床临床主要依靠患者的癫痫发作病史，特别是目击者所提供的可靠的发作过程和表现。脑电图痫样放电仅为辅助诊断方法。
3. C　癫痫的复杂部分性发作常称为精神运动性发作或颞叶癫痫、边缘性发作。它与部分发作中的精神性发作类型不同。
4. C　见临床思维部分。
5. C　癫痫持续状态是指一次癫痫发作持续30分钟以上，或连续发作，发作间歇期意识或神经功能未恢复至正常水平。
6. A　造成癫痫持续状态的病因中停药不当和不规则的抗癫痫药物治疗是最常见的原因。诱因包括感染、精神因素、过度疲劳、孕产和饮酒等。
7. A　见临床思维部分。

二、思考题
答题要点：临床类型上常见的癫痫类型有：部分性发作、全面性发作和不能分类的发作。部分性发作又分为单纯部分性发作、复杂部分性发作和部分性发作泛化为全面性发作。全面性发作中主要有失神发作、肌阵挛性发作、强直-阵挛性发作和失张力发作。

第八章 偏 头 痛

案例 8-1

患者,女,42岁,间断头痛十余年。就诊当天早晨起床后出现右眼视物模糊、同时伴有右眼前暗点及闪光,十余分钟后出现右侧颞部搏动性头痛,继而恶心、呕吐,既往每次发作症状相似,时间长短不等,每次发作与月经周期有一定的关系。持续3~5天自行缓解。故来我院就诊。其母亲有偏头痛史。体格检查:体温36.5℃,血压120/80mmHg,呼吸19次/分,脉搏84次/分。心肺腹未见异常,神经系统专科检查:神志清,双瞳等大、等圆,余脑神经正常。四肢肌张力正常,四肢腱反射对称正常,双侧Babinski征阴性。

问题

1. 该患者的诊断及诊断依据?
2. 需与哪些疾病鉴别?

参考答案和提示

1. 初步诊断 有先兆的偏头痛。

诊断依据:

(1) 女性,42岁。

(2) 有十余年头痛病史,有偏头痛家族史。

(3) 头痛发作前有短暂的视觉先兆神经症状,头痛部位相对固定,发作症状相似。神经系统检查正常。

2. 鉴别诊断 其他类型的偏头痛,紧张性头痛,丛集性头痛。

案例 8-2

患者,女,33岁,因间断性头痛8年加重1天就诊。患者8年来劳累后出现头痛,左右颞部交替出现,呈搏动性,偶有恶心但无呕吐,每年数次至十数次不等,每次发作数小时至数天不等,有时睡眠或口服索米痛片可缓解。体格检查:体温36.7℃,血压110/70mmHg,呼吸18次/分,脉搏72次/分。心肺腹未见异常,神经系统专科检查:神志清,双瞳等大等圆,额纹对称,鼻唇沟对称,伸舌居中。四肢肌张力正常,四肢肌力5级,腱反射正常,共济运动正常,感觉正常,病理反射未引出,脑膜刺激征阴性。

问题

1. 该患者的初步诊断及诊断依据是什么?
2. 还需要哪些检查?

参考答案和提示

1. 初步诊断 无先兆的偏头痛。

诊断依据：

(1) 女性,33岁。

(2) 头痛8年,呈搏动性,发作5次以上,每次发作数小时至数天不等。

(3) 无神经系统阳性体征。

2. 还需要检查头颅CT及MRI等检查,排除颅内器质性病变。做TCD了解有无血管痉挛。

临床思维:偏头痛

偏头痛是反复或周期性发作的一侧或两侧搏动性头痛,常伴恶心、呕吐,发作前可有先兆,是神经-血管功能障碍性头痛,为临床常见的特发性头痛。偏头痛的主要类型分为有先兆的偏头痛和无先兆的偏头痛。有先兆的偏头痛占全部偏头痛的15%~18%。可在一日内任何时间发作,通常醒后出现。此型具有遗传特征,60%~80%的病例在同一家庭的同代人或连续几代人中发生。无先兆的偏头痛是临床最常见的类型,约占偏头痛患者的80%,鲜有家族史,缺乏典型的先兆,常为反复发作的双侧颞部及眶周疼痛,可为搏动性。头痛持续时间较长,可达数日。发作期间或发作后通常无神经系统体征。

【诊断】

根据偏头痛发作的临床表现、家族史和神经系统正常检查,通常诊断不难,临床表现不典型者,可采用麦角胺或曲普坦类药物试验治疗,或通过颅脑CT、MRI、MRA等检查排除颅内动脉瘤、脑血管畸形、颅内占位性病变和痛性眼肌麻痹等。偏头痛的诊断可依据国际头痛协会(1988年)的诊断标准:

1. 无先兆的(普通型)偏头痛诊断标准

(1) 符合下述2~4项,发作至少5次以上。

(2) 如果不治疗,每次发作持续4~72小时。

(3) 具有以下特征,至少2项:①单侧性;②搏动性;③活动被强烈抑制,甚至不敢活动;④活动后头痛加重。

(4) 发作期间有下列之一:①恶心和呕吐;②畏光和畏声。

(5) 无其他已知的类似疾病:①病史和躯体的其他方面正常;②无其他已知类似疾病。

2. 有先兆的(典型)偏头痛

(1) 符合下述2项,发作至少2次。

(2) 具有以下特征,至少3项:①有局限性脑皮质或(和)脑干功能障碍的一个或一个以上的先兆症状;②至少有一个先兆症状,逐渐发展,持续4分钟以上;或有相继发生的两个或两个以上的症状;③先兆症状持续时间<60分钟;④先兆症状与头痛发作间无间歇期。

(3) 具有以下特征,一项以上:①病史和体格检查不提示有器质性疾病证据;②病史和体格检查提示有某种器质性疾病可能性,但经相关的实验室检查已排除;③虽然有某种器质性疾病,但偏头痛的初次发作与该疾病无密切关系。

【鉴别诊断】

临床上偏头痛应注意与下列疾病鉴别：

1. 非偏头痛性血管性头痛　高血压或低血压、未破裂的颅内动脉瘤咸动静脉畸形、脑动脉硬化症、慢性硬膜下血肿等均可出现类似偏头痛样头痛，但常无典型偏头痛发作过程，部分病例有局限性神经功能缺失、癫痫发作或认知功能障碍，颅脑 CT、MRI、MRA 及 DSA 检查可显示病变。

2. 丛集性头痛　是一种少见的伴有一侧眼眶周围严重疼痛的发作性头痛，具有反复密集发作的特点。病因及发病机制不明，可能与下丘脑功能障碍有关。任何年龄均可发病，20～50 岁多见，男性患者居多。在某一段时间（通常 3～16 周）内出现一次接一次的成串发作，故名丛集性发作，常在每年春季和/或秋季发作一两次。每次持续 30～80 分钟，每日可发作 1 至数次。头痛为眼眶周围剧烈的钻痛，患者来回踱步，以拳捶打头部或以头撞墙，疼痛难忍。并常有结膜充血、流泪、流涕、面部出汗异常、眼睑水肿和 Homer 征等伴发症状。采用吸氧、舒马普坦和麦角胺咖啡因等治疗有效。近年来发现头痛发作时用肾上腺皮质激素最为有效，可用泼尼松 20～40mg/d 或与麦角胺并用。

3. 痛性眼肌麻痹　又称 Tolosa-Hunt 综合征，是一种伴有头痛和眼肌麻痹的特发性眼眶和海绵窦炎性疾病。病因可能为海绵窦段颈内动脉及其附近硬脑膜的非特异性炎症或肉芽肿。可发生于任何年龄，以壮年多见。头痛发作常表现为眼球后及眼周的顽固性胀痛、刺痛和撕裂样疼痛，常伴有恶心和呕吐，头痛数天后出现疼痛侧动眼、滑车或外展神经麻痹，病变多为单侧。表现为上睑下垂、眼球运动障碍和瞳孔光反射消失。持续数日至数周缓解，数月至数年后又复发。皮质类固醇治疗有效。

【治疗】

目的是减轻或终止头痛发作，缓解伴发症状，预防头痛复发。分为两种治疗。

1. 头痛发作期治疗

（1）轻-中度头痛：宜在光线较暗的房间内安静休息。如无禁忌证可选用对乙酰氨基酚（acetaminophen），首次 0.5～1.0g，口服；或非类固醇类抗炎剂，如阿司匹林（aspirin）首次 0.6～1.0g，萘普生（naproxen）0.5～0.75g，布洛芬（ibuprophen）0.6～1.2g，口服。症状减轻后可减量。

（2）中-重度头痛：宜首选麦角衍生物类，如酒石酸双氢麦角碱（dihydrogotamine me—sylate）0.25～1.0mg，肌内注射或静脉滴注；麦角胺（ergotamine）0.6～1.0mg，口服或 2.0mg 舌下或直肠给药；曲普坦类如舒马普坦（sumatriptan）25～50mg，口服或 6mg 皮下注射。

（3）严重头痛：宜选用酒石酸双氢麦角碱 1.0mg，肌内注射或静脉滴注；阿片类药物，如哌替啶（pethidine）50～150mg，肌内注射；可待因（codeine）15～60mg，口服；神经安定剂如氯丙嗪（chlorpromazine）10mg，静脉滴注。

（4）症状治疗：伴严重恶心、呕吐者可给予小剂量奋乃静、氯丙嗪；眩晕或头昏可给地芬尼多或东莨菪碱等治疗。

2. 头痛的预防性治疗　目的是预防头痛的发作或降低头痛发作的频率和强度，如头痛发作频繁而持续，严重影响正常生活和工作，每月达 3 天以上或以往的发作伴发脑梗死者，宜给予预防性治疗。首先应消除或减少偏头痛的诱因，如避免情绪紧张，不服用血管扩张剂或利舍平类药物,不饮用红酒、进食含奶酪食品等。仍有头痛发作者可酌情给予下列药物治疗,①β-受体阻滞剂:常用普萘洛尔 10~40mg,每日 2~4 次,口服;②钙拮抗剂:氟桂利嗪(Flunarizine),5mg,每晚 1 次,口服;或尼莫地平 20~40mg,每日 2~3 次,口服;③抗组胺药物:如赛庚啶 0.5~4mg,每日 2~4 次,口服;④麦角衍生物:麦角胺 1mg,每日 2 次,口服;或甲基麦角新碱等;⑤其他药物如曲善坦类药,抗抑郁药(左洛复、百忧解等),抗惊厥药(卡马西平、丙戊酸钠和托吡酯),非类固醇抗炎药(萘普生、双氯芬酸钠)等。

复 习 题

一、单项选择题

1. 偏头痛一般可自行缓解或减少于( )
   A. 妊娠期　　　　　B. 月经前期　　　　C. 月经期
   D. 饮酒后　　　　　E. 多食奶酪
2. 按国际头痛协会的偏头痛分类,最常见的偏头痛类型为( )
   A. 典型偏头痛　　　B. 普通偏头痛　　　C. 眼肌麻痹偏头痛
   D. 偏瘫型偏头痛　　E. 基底动脉偏头痛
3. 偏头痛急性发作的特殊治疗治疗,应选用( )
   A. 普萘洛尔　　　　B. 苯噻啶　　　　　C. 硝苯地平
   D. 麦角胺咖啡因　　E. 甲基麦角胺丁醇酰胺
4. 偏头痛发作间歇期,为防止和减少头痛发作可选用( )
   A. 普萘洛尔　　　　B. 丹参　　　　　　C. 奋乃静
   D. 肾上腺皮质激素　E. 安乃静

二、问答题

试述普通型头痛的标准。

三、思考题

试述普通型偏头痛的诊断标准。

复习题参考答案

一、单项选择题

1. A　2. B　3. D　4. A

二、问答题

略

三、思考题

答题要点:其诊断标准为,① 至少有 5 次以上的头痛发作。②每次发作持续 4~72 小时。③头痛有下列 4 个特点中的 2 个:单侧、搏动性、影响活动和活动后头痛加重。④头痛发作时伴有下列症状:恶心、呕吐;畏光、畏声。⑤除外其他类似的疾病。

第九章 痴 呆

第一节 血管性痴呆

案例 9-1

患者,男,62岁。以"左侧肢体无力3年,记忆力下降伴言语减少1月"收住院。患者家属代述:患者3年前出现左侧肢体无力,不能行走,当时诊断为"右侧脑梗死",经治疗后左侧肢体肌力稍差,但基本能够行走。1年前再次出现左侧肢体无力加重,不能行走,住院诊断仍为"右侧脑梗死",治疗后症状得到控制,出院时能够自行行走。半年前患者出现言语不清楚,第三次诊断为"左侧脑梗死",经治疗后言语基本能表达,生活可以自理。1月前家人发现患者记忆力明显下降,有拿错东西,穿错衣服现象,说话明显减少,但未加注意。近1周发生3次出门后找不到回家的路的现象。为进一步诊治入院。既往有高血压病史20年,最高达到210/120mmHg。体格检查:心肺腹查体未见明显异常。神经系统查体:神志清楚,能语,言语少。认知功能下降,近事记忆力下降,远期记忆力基本正常,100-7计算第一步不能,表情淡漠,脑神经查体阴性。左侧肢体肌力4级,右侧肢体肌力5级,左侧肌张力增高,右侧肌张力正常,左侧腱反射活跃,右侧腱反射正常。感觉正常。左侧病理征阳性。右侧病理征阴性,大小便正常。

问题

1. 该患者的诊断及其依据,如何分析?
2. 还需要哪些辅助检查及其意义?
3. 如何治疗?

参考答案和提示

1. 初步诊断

(1) 血管性痴呆。

(2) 多发性脑梗死后遗症。

(3) 原发性高血压3级,极高危组。

诊断依据:

(1) 老年患者,有高血压病史,有反复三次脑梗死病史。

(2) 除有脑梗死后遗症引起的左侧肢体无力3年外,此次主要为进行性记忆力下降伴言语减少1月。

(3) 体格检查:神志清楚,认知功能下降,近事记忆力下降,远期记忆力正常,100-7计算第一步不能,表情淡漠,言语少,但能清楚发音,脑神经查体阴性。左侧肢体中枢性瘫痪,右侧肢体正常,感觉正常,大小便正常。

分析病情：老年患者，有高血压病史。有反复三次脑梗死病史，在多次脑血管事件后突然发生记忆力减退、认知力障碍，少语以及生活不能自理。查体提示认知功能障碍同时伴有左侧肢体偏瘫的神经功能缺损的体征。综合以上分析可以诊断为血管性痴呆，脑梗死后遗症，原发性高血压3级，极高危组。

2. 辅助检查 头颅MRI，了解脑部有无多发性的梗死灶以及有无合并白质脱髓鞘等改变。

3. 治疗 控制血压治疗，抗血小板聚集，脑细胞神经保护剂治疗。

临床思维：血管性痴呆

血管性痴呆（VD）是脑血管疾病导致的认知功能障碍临床综合征。多有卒中病史，常表现波动性进展或阶梯式恶化，表现为智能损害，认知功能障碍表现为近期记忆力下降，计算力降低，不能胜任以往熟悉的生活，外出迷路，生活不能自理等。痴呆的表现与血管病变的部位有关。在临床上分为很可能血管性痴呆、可能血管性痴呆和确诊血管性痴呆，确诊诊断往往需尸检和活检证实。

【诊断要点】

多有高血压或糖尿病史；痴呆伴随多次脑血管事件后突然发生；认知功能障碍伴有局灶性神经功能缺损体征；CT或MRI检查证实多发性脑梗死或脑白质变性等改变。脑血管病史与认知功能下降的结合，同时还要在时间上两者有相关性是诊断血管性痴呆的关键。

【治疗】

1. 防止卒中的危险因素 控制血压、血脂、血糖，控制血压到适当水平，减少以后脑血管病再发生。

2. 抗血小板聚集治疗。

3. 神经保护剂延迟痴呆进展。

4. 脑代谢剂促进脑细胞对氨基酸、葡萄糖等利用，增强反应力和记忆力。

第二节 Alzheimer 病

案例 9-2

患者，女，74岁。以"进行性记忆力下降2年，言语减少，行为怪异4个月"收住院。患者家属代述：患者大约2年前开始出现记忆力下降，主要是近事记忆力下降，对远期的事情记忆正常，当时未加注意。4个月前家人发现患者说话越来越少，不愿意和家人交流，有时说话词不达意，家人无法理解。近期经常怀疑别人偷窃她的东西，自言自语，有拿错东西、穿错衣服现象，并常在家里的厨房小便，曾有2次出门后找不到自己家的现象。为进一步诊治入院。既往身体良好，无高血压病、糖尿病史。体格检查：心肺腹查体未见明显异常。神经系统查体：神志清楚，查体欠合作。认知功能下降，近事记忆力下降，

100-7计算第一步不能,表情淡漠,言语少,有时有自言自语现象,脑神经查体阴性。四肢肌力肌张力正常,腱反射正常,感觉正常。双侧病理征阴性,大小便正常。头颅MRI:脑皮层广泛性萎缩。

问题

1. 患者的可能临床诊断是什么?如何分析?
2. 还需要哪些鉴别?

参考答案和提示

1. 初步临床诊断　可能阿尔茨海默病。

诊断依据:

(1) 老年患者,既往身体健康。

(2) 记忆力呈进行性下降2年,言语减少,行为怪异4个月。

(3) 体格检查:神志清楚,认知功能下降,近事记忆力下降,100-7计算第一步不能,表情淡漠,言语少,有时有自言自语现象,脑神经查体阴性,四肢肌力、肌张力正常,腱反射正常,感觉正常,双侧病理征阴性,大小便正常。

分析病情:老年患者,既往身体健康,起病隐匿,逐步发展;记忆力进行性减退;有认知力障碍,言语障碍,少语和自言自语以及计算力障碍;有精神障碍,思维和行为异常。查体无明显的神经缺损定位体征。辅助检查:头颅MRI:脑皮质广泛性萎缩。综合以上分析可以初步诊断可能为阿尔茨海默病。

2. 鉴别诊断　与轻度认知障碍、抑郁症、Pick病、血管性痴呆等相鉴别。

临床思维:Alzheimer 病

阿尔茨海默病(Alzheimer disease AD)是病因不明的进行性变性疾病,是痴呆最常见的病因。

【临床表现】

1. 患者起病隐匿,早期不易被察觉。
2. 逐步发生的记忆障碍或遗忘,近事记忆障碍明显。
3. 认知障碍　包括言语障碍、失认、失用、计算力障碍等等。
4. 精神障碍　可以有抑郁、焦虑、思维和行为障碍等,部分可以贪食或不进食。

【诊断】

主要根据病史、临床症状、体征,结合神经心理量表以及神经影像学检查诊断。确诊除以上证据以外,需脑活检组织病理改变符合Alzheimer病的特征性表现(老年斑、神经元纤维缠结、神经元丢失、颗粒空泡变性或血管淀粉样变)。

【治疗】

1. 乙酰胆碱转移酶抑制剂　轻微改善认知功能。
2. 抗精神病、抑郁、焦虑等药物对症治疗。

复 习 题

思考题

血管性痴呆的主要临床特点?

复习题参考答案

思考题

答题要点:
(1) 痴呆多发生在脑血管病事件后 3 个月内。
(2) 病情呈阶梯样加重,且与脑血管事件密切相关。
(3) 有局灶性神经系统损伤体征,如失语、偏瘫、偏身感觉障碍等。
(4) CT 或 MRI 可发现脑部不同类型的缺血性病灶。

第十章 神经系统发育异常性疾病

案例 10-1

患者,女,27岁,哈族。患者于15年前无明显诱因感双下肢无力、行走不稳,此后逐渐加重。5年前出现言语不清,无吞咽困难。近2年来,患者感上述症状加重,并有摔倒现象,伴饮水呛咳,下蹲、起立时感头晕。近半年来自感记忆力减退,四肢、颈部肌肉疼痛。体格检查:体温36.0℃,脉搏80次/分,呼吸20次/分,血压135/75mmHg。心、肺、腹未见异常。专科检查:神志清楚,蹒跚步态。眼球活动自如,可见水平性粗大眼球震颤,构音不清,双侧软腭抬举力弱,腭垂居中,咽反射消失,可见舌肌萎缩和舌肌震颤,伸舌偏右。颈软,颈项较短。四肢肌力5级,双上肢腱反射减弱,双下肢腱反射亢进,双侧Babinski征阳性,Chaddock征阳性。闭目难立征阳性。头颅、颈椎磁共振提示小脑轻度萎缩,颅底凹陷,小脑扁桃体下疝。

问题

1. 该患者的诊断及依据?
2. 还需哪些辅助检查及其意义?
3. 如何治疗?

参考答案和提示

1. 初步诊断　颅底凹陷症。

诊断依据:

(1) 患者,女性,27岁,哈族。

(2) 患者病史15年,首先为双下肢无力、行走不稳,逐渐加重,陆续出现言语不清,饮水呛咳,下蹲、起立时感头晕,四肢、颈部肌肉疼痛。

(3) 体格检查:神志清楚,蹒跚步态。眼球活动自如,可见水平性粗大眼球震颤,构音不清,双侧软腭抬举力弱,腭垂居中,咽反射消失,可见舌肌萎缩和舌肌震颤,伸舌偏右。颈软,颈项较短。四肢肌力5级,双上肢腱反射减弱,双下肢腱反射亢进,双侧Babinski征阳性,Chaddock征阳性。小脑性共济失调。

(4) 头颅、颈椎磁共振提示小脑轻度萎缩,颅底凹陷,小脑扁桃体下疝。

2. 辅助检查　张口正位X线平片,头颈部MRI,了解有无脊髓空洞症及颅内占位性病变。

3. 治疗原则　手术治疗,解除压迫。

临床思维:颅底凹陷症

颅底凹陷症多为原发性先天发育畸形,是颅底骨组织向颅腔内凹陷,枢椎的齿状突上移,进入枕骨大孔,使枕大孔狭窄,颅后窝变小,引起脑桥、延髓、小脑和颈髓受压和牵拉神经根以及椎动脉供血障碍而引发的一系列神经系统症状。

【病因】

可分为原发性和继发性。原发性者多见,因先天发育异常所致,继发性者可见于佝偻病、骨软化病、类风湿关节炎等。在新疆地区哈萨克族人群中原发性者相对较多。常于10岁以后或青壮年发病,症状多缓慢加重,常伴有特殊体貌:短颈、蹼颈、身材短小,后发际低,头部活动受限。

【主要临床表现】

1. 后组脑神经症状。
2. 颈神经根症状。
3. 上颈段及延髓症状。
4. 小脑症状。
5. 椎-基底动脉供血不足表现。

颅底侧位、张口正位X线平片,测量枢椎齿状突的位置是确诊本病的重要依据,最常用的测量方法是硬腭-枕大孔线,为自硬腭后缘至枕大孔后上缘的连线,齿状突高出此线3mm以上即为颅底凹陷症,若高0~3mm为可疑。头颅CT检查可发现脑室扩大、脑积水异常等。MRI可发现小脑扁桃体下疝、中脑导水管狭窄等。

【鉴别诊断】

1. 延髓、脊髓空洞症　临床表现有特征性的节段性分离性感觉障碍,X线检查可见脊柱侧弯畸形,可有神经源性关节病变,脊髓CT或MRI可显示空洞。
2. 后颅窝或枕骨大孔区占位性病变　病情进展快,早期即可出现颅压增高的表现,头颅CT、MRI检查可见到占位情况。

【治疗】

手术是本病唯一的治疗方法,无症状或症状轻微者,可保守治疗观察,症状明显者伴X线平片及MRI显示明显畸形,需手术治疗。

复　习　题

一、单项选择题

1. 颅底凹陷症诊断标准为颅颈侧位片上齿状突至少应超过腭枕线(　　)

　　A. 1mm 以上　　　　　　　　B. 2mm 以上
　　C. 3mm 以上　　　　　　　　D. 4mm 以上
　　E. 5mm 以上

2. 诊断颅底凹陷症的颈侧位X线片的腭枕线是(　　)

　　A. 腭上缘至枕大孔后上缘的连线
　　B. 腭后缘至枕大孔后上缘的连线

C. 腭后缘至枕大孔后下缘的连线
D. 腭下缘至枕大孔后上缘的连线
E. 腭下缘至枕大孔后下缘的连线

二、思考题

常见的神经系统发育异常性疾病有哪些？

复习题参考答案

一、单项选择题

1. C   2. B

二、思考题

答题要点：

(1) 脑瘫及脑发育不良。
(2) 先天性脑积水。
(3) 扁平颅底。
(4) 颅底凹陷症等。

第十一章 神经-肌接头疾病

重症肌无力

案例 11-1

患者,男,51岁。2月前家人发现其双上眼睑略有下垂,当时并未在意。近1月眼睑下垂逐渐加重,晨起时眼睑下垂不明显,下午及晚上眼睑下垂明显。休息后眼睑下垂可缓解。近1周出现视物模糊有重影,故来我院就诊。体格检查:体温 36.5℃,血压 120/80mmHg,呼吸 18次/分,脉搏 81次/分。心肺腹未见异常,神经系统专科检查:神志清,双上睑下垂,遮盖瞳孔约 1/3,眼球外展内聚均受限,水平性复视,双侧瞳孔等大等圆,直径 3mm,对光反射灵敏,余脑神经检查无明显异常。四肢肌张力基本正常,肌力5级,腱反射正常,病理征未引出。疲劳试验阳性。

问题

1. 该患者的诊断及诊断依据?
2. 疑重症肌无力患者中选用哪种方法可进一步确诊?
3. 该病的临床分型?

参考答案和提示

1. 初步诊断　重症肌无力(眼肌型)。

诊断依据:

(1) 男性,51岁。

(2) 双上睑下垂2月,眼球活动受限,水平性复视1周。眼睑下垂有波动性,有晨轻暮重现象,疲劳试验阳性。

(3) 无延髓麻痹,四肢肌力5级。

2. 对疑诊重症肌无力患者可做如下试验

(1) 疲劳试验:受累肌群数十次重复活动后肌无力症状明显加重,休息后又恢复。

(2) 新斯的明试验:注射后20分钟起效,2小时后疗效消失。可在20、30、40、120分钟时多点观察,受累肌群肌无力明显好转为阳性。

(3) 神经重复电刺激检查:低频或高频重复电刺激出现动作电位波幅递减10%以上者为阳性。

(4) 血清乙酰胆碱受体抗体(AChR-Ab)测定呈阳性。

3. 临床分型(Osserman 分型)

(1) Ⅰ型眼肌型。

(2) ⅡA型轻度全身型。
(3) ⅡB型中度全身型。
(4) Ⅲ型重症急进型。
(5) Ⅳ型迟发重症型。
(6) Ⅴ型或伴肌萎缩型。

案例 11-2

患者,女,33岁。3月前患者逐渐出现双上睑下垂、复视。近1月复视逐渐加重,并出现饮水呛咳、吞咽困难、声音嘶哑等症状。近10天出现四肢无力,上肢重于下肢,近端重于远端。无呼吸困难。上诉症状晨起较轻,午后较重,四肢无力为波动性,休息后可缓解,活动后加重。体格检查:体温36.4℃,血压124/75mmHg,呼吸18次/分,脉搏78次/分。心肺腹未见异常,神经系统专科检查:神志清,双上睑下垂,遮盖瞳孔约1/3,眼球各向运动均受限,水平性复视。双瞳等大、等圆,直径3mm,对光反射灵敏。面部皱纹少,表情困难,示齿无力,软腭抬举无力。四肢肌张力减弱,肌力4级,腱反射减弱,病理征未引出。疲劳试验阳性。

问题
1. 该患者的诊断及诊断依据?
2. 该患者在治疗过程中应注意观察什么?
3. 试述肌无力危象、胆碱能危象、反拗危象的区别?

参考答案和提示
1. 初步诊断 重症肌无力(中度全身型)。
诊断依据:
(1) 女性,33岁。
(2) 有双上睑下垂,眼球活动受限,水平性复视,面部表情少,延髓麻痹。四肢肌张力减弱,肌力4级,四肢无力为波动性,有晨轻暮重现象。
(3) Jolly试验阳性。
2. 应注意观察患者呼吸变化。如遇因呼吸肌麻痹而出现呼吸衰竭需及时行气管插管或气管切开,并行呼吸机辅助呼吸。
3. 三种重症肌无力危象的鉴别见表1-11-1:

表1-11-1 三种重症肌无力危象的鉴别

鉴别点	肌无力危象	胆碱能危象	反拗危象
发生率	多见	少见	少见
病史	感染、分娩、氨基糖苷类抗生素等	抗胆碱酯酶药物过量	不明
出汗	少	多	不定

续表

鉴别点	肌无力危象	胆碱能危象	反拗危象
流涎	无	多	不定
腹痛、腹泻	无	明显	无
肉跳	无	明显	无
瞳孔大小	大	小	正常
抗胆碱酯酶药物	改善	加重	无反应
阿托品	无效	改善	无效

临床思维:重症肌无力

重症肌无力是乙酰胆碱受体抗体介导的细胞免疫依赖及补体参与的神经-肌肉接头(NMJ)处传递障碍的自身免疫性疾病。病变主要累及 NMJ 突触后膜上乙酰胆碱受体。临床特征为部分或全身骨骼肌易疲劳,呈波动性肌无力,具有活动后加重、休息后减轻和晨轻暮重等特点。

【病理】

神经肌肉接头处突触间隙加宽,突触后膜皱褶稀少和变浅,免疫电镜可见突触后膜上有 IgG-C3-AChR 结合的免疫复合物沉积。70%有胸腺增生,10%有胸腺瘤。

【鉴别诊断】

根据病变主要侵犯骨骼肌、症状的波动性及晨轻暮重的特点不难诊断,并可做疲劳试验、新斯的明试验、依酚氯铵试验、神经重复电刺激、单纤维肌电图、AChR 抗体滴度测定、胸腺 CT、MRI 等检查辅助诊断。

【临床需与下列疾病鉴别】

1. Lambert-Eaton 肌无力综合征 男性多见,约 2/3 伴癌肿,四肢肌无力为主,下肢症状重,脑神经支配肌不受累或轻。疲劳试验短暂用力后肌力增强、持续收缩后又呈病态疲劳是特征性表现。肌电图低频重复电刺激波幅变化不大,高频可使波幅增高,血清 AChR-Ab 水平不增高。

2. 肉毒杆菌中毒 肉毒杆菌作用在突触前膜,影响了神经-肌肉接头的传递功能,出现骨骼肌瘫痪。但患者多有肉毒杆菌中毒的流行病学史,应及时静脉输葡萄糖和生理盐水,同时应用肉毒抗毒素治疗。

3. 多发性肌炎 骨骼肌疼痛无力及萎缩伴压痛,血清肌酸磷酸激酶、乳酸脱氢酶、转氨酶、醛缩酶升高,肌电图示肌源性损害,肌肉活检显示肌纤维变性、坏死、再生、炎细胞浸润。

【治疗】

1. 胆碱酯酶抑制剂 溴吡斯的明:成人每次口服 60~120mg,每日 3~4 次。溴化新斯的明:成人每次口服 15~30mg,每日 3~4 次。

2. 肾上腺皮质激素　适用于危重病例:①冲击疗法:甲泼尼龙:1000mg 静脉滴注,每日 1 次,连用 3~5 天,随后地塞米松 10~20mg,静脉滴注,每日 1 次,连用 7~10 天。泼尼松 80~100mg 每晨顿服。当症状基本消失后,可逐渐减量直至隔日 20~40mg/d。②小剂量递增法:隔日每晨顿服泼尼松 20mg,每周递增 10mg 直至隔日每晨顿服 60~80mg 或症状明显改善,然后开始逐渐减量,每月减 5mg,至隔日 15~30mg 维持数年。

3. 免疫抑制剂　环磷酰胺、硫唑嘌呤、环孢素 A。

4. 胸腺切除或放射治疗。

5. 血浆置换。

6. 大剂量静脉滴注免疫球蛋白。

复 习 题

一、单项选择题

1. 重症肌无力的病变部位在(　　)
   A. 前角细胞　　　　　　　B. 神经肌肉接头
   C. 副交感神经节　　　　　D. 横纹肌
   E. 交感神经

2. 重症肌无力患者最常见伴有(　　)
   A. 胸腺瘤或胸腺增生　　　B. 肺癌
   C. 甲状腺功能亢进　　　　D. 系统性红斑狼疮
   E. 脑梗死

3. 重症肌无力首发的最明显的症状是(　　)
   A. 膈肌无力　　　　　　　B. 垂腕
   C. 垂足　　　　　　　　　D. 眼肌无力
   E. 瞳孔散大

4. 重症肌无力突出、具有诊断意义的症状是(　　)
   A. 肌无力的波动性　　　　B. 全身持续性加重的肌无力
   C. 肌无力伴肌萎缩　　　　D. 急性呼吸肌麻痹
   E. 严重进行性吞咽困难

5. 重症肌无力危象是指(　　)
   A. 急起的严重吞咽困难　　B. 急起的严重全身无力
   C. 急起的严重构音不清　　D. 急起的呼吸肌麻痹的呼吸衰竭
   E. 并发严重的感染

6. 重症肌无力危象发生时最紧急的治疗是(　　)
   A. 大剂量甲泼尼龙治疗　　B. 血浆置换
   D. 免疫球蛋白(IgG)　　　D. 肌内注射新斯的明
   E. 立即切开气管

二、思考题

成人型重症肌无力分几型？

复习题参考答案

一、单项选择题

1. B　重症肌无力是一种神经肌肉接头处递质传递障碍的自身免疫性疾病。病变主要累及突触后膜上的乙酰胆碱受体。
2. A　10%~15%重症肌无力患者合并胸腺瘤，约70%患者有胸腺肥大和淋巴组织的增生。在成人中的重症肌无力患者约70%的胸腺不退化。
3. D　重症肌无力首发症状多为一侧或双侧眼外肌麻痹，产生眼睑下垂、斜视、复视甚至眼球固定，但瞳孔括约肌不受影响。而且重症肌无力中有15%~20%患者仅眼肌受累，称之为重症肌无力眼肌型。
4. A　重症肌无力具有诊断意义的突出表现是骨骼肌肌无力症状的波动性。该波动性表现为骨骼肌连续收缩后无力，休息后好转；晨轻暮重的肌无力，工作劳累后肌无力加重，休息后肌无力明显好转。
5. D　重症肌无力危象是指急起的呼吸肌无力，不能维持正常的换气功能，造成呼吸衰竭。
6. E　重症肌无力危象指急起的呼吸肌麻痹，以致难以维持正常换气功能，造成呼吸衰竭。所以危象一旦发生，应立即切开气管，用人工呼吸器挽救生命。待神志清醒和其他生命体征平稳后，再做新斯的明试验或依酚氯铵试验，以区分重症肌无力危象的3种类型，也即区分是肌无力危象、胆碱能危象还是反拗危象。

二、思考题

答题要点：分4型：

(1) 眼肌型。
(2) 全身型。
(3) 急性重症型。
(4) 迟发重症型。

第十二章 肌肉疾病

低钾型周期性瘫痪

案例 12-1

患者,男,23岁,因四肢无力1天入院。患者发病前1天因过度劳累,睡觉前饱食并饮白酒 150ml 左右,次日清晨起床时发现四肢无力,尤其双下肢抬举费力,同时双下肢酸胀。大小便正常。患者2年前曾类似发作过一次,补钾治疗几小时后完全正常。体格检查:心肺腹查体未见明显异常。神经系统查体:神志清楚,脑神经查体阴性。双上肢肌力3级,双下肢肌力远端4级,近端2级。肌张力减低,四肢腱反射消失。感觉正常,双侧病理征阴性。大小便正常。

问题

1. 该患者的诊断及其依据?
2. 还需要哪些辅助检查?
3. 如何治疗?

参考答案和提示

1. 初步诊断　低钾型周期性瘫痪。

诊断依据:

(1) 年轻男性,曾类似发作过一次,补钾后完全正常。

(2) 急性起病,发病前劳累、饱食,有饮酒史,四肢无力。

(3) 脑神经正常但四肢对称性周围性瘫痪,感觉正常,大小便功能正常。

2. 辅助检查

(1) 发作时急查电解质,注意血清钾的水平。

(2) 急查心电图,了解有无低钾的表现。

(3) 查甲状腺功能,了解有无甲状腺功能亢进。

(4) 查血气、肾功能,了解有无肾小管性酸中毒。

3. 治疗　口服补钾为主,根据血钾水平每日 6~10g 不等。

临床思维:周期性瘫痪

周期性瘫痪是以反复发作的骨骼肌弛缓性瘫痪为特征的一组疾病。发作时大多数患者伴血清钾的降低。按血清钾的水平高低,可分三种类型:低血钾型,正常血钾型,高血钾型。临床以低钾型周期性瘫痪为多见,其中有部分病例合并甲亢,称之甲亢性周期性瘫痪。

【诊断要点】

1. 根据发病前有饱餐大量糖类的食物、酗酒、受寒、过度疲劳、情绪激动等引起应激反应的诱发因素。

2. 周期性发作,四肢周围性瘫痪,无意识障碍和感觉障碍。

3. 发作间期完全正常。

4. 发作时血钾低于 3.5mmol/L,心电图有低钾表现,U 波出现、P—R 间期与 Q—T 间期延长等。

5. 补钾后症状迅速好转。

【鉴别诊断】

1. 急性脊髓炎休克期　截瘫,传导束型感觉障碍,大小便障碍。

2. 急性吉兰-巴雷综合征　病前 1~3 周有感染史;四肢对称性周围性瘫痪;可以累及脑神经;可有或无手套、袜套样感觉障碍;脑脊液检查蛋白-细胞分离现象;肌电图检查早期 F 波或 H 反射延迟或消失。

3. 重症肌无力全身型　肌无力有波动性,易疲劳性,晨轻暮重,新斯的明试验阳性。

4. 肉毒中毒　多有食用自制豆豉制品史,有流行病学特点,抗毒素治疗有效。

5. 继发性引起低钾疾病

（1）以甲状腺功能亢进所致最常见,T_3、T_4 增高,以及发作频率高,每次持续时间短鉴别。

（2）原发性醛固酮增多症患者常伴有高血压、高血钠和碱中毒。

（3）肾小管性酸中毒患者多有高血氯、低血钠和酸中毒。

（4）最近有无腹泻及服用双氢克尿塞、皮质激素等药物的病史。

【治疗】

1. 发作时以口服补钾为主,每日 6~10g。

2. 发作间期应避免各种可能诱发发作的因素,平时多食含钾丰富的蔬菜水果,低钠高钾饮食或每日口服氯化钾 3~6g 可能有助于减少发作,预防发病。

复 习 题

一、单项选择题

1. 低钾性周期性瘫痪的常见诱因是(　　)
   A. 饱餐和寒冷　　　　　　　　　B. 嗜睡和少尿
   C. 多汗和烦渴　　　　　　　　　D. 心率缓慢和 U 波出现
   E. 嗜盐

2. 与周期性瘫痪可以伴发的常见疾病为(　　)
   A. 癔症　　　　　　　　　　　　B. 糖尿病
   C. 甲状腺功能亢进　　　　　　　D. 原发性醛固酮增多症
   E. 甲状旁腺功能亢进

二、问答题

试述低钾性周期性瘫痪的临床表现。

三、思考题

试述低钾性周期性瘫痪的临床表现？

复习题参考答案

一、单项选择题

1. A　2. C

二、问答题

略。

三、思考题

答题要点：

（1）青壮年多。

（2）常常有一定诱因，如劳累、饱餐、饮酒等。

（3）突发性、对称性肢体无力，可自行恢复，但可反复发作。

（4）发作时患者神志清醒。

（5）发作期血清钾常低于正常。

第二部分　神经病学诊疗常规

第一章 神经病学操作诊疗常规

第一节 神经系统检查

一、检查器具

叩诊锤、竹签、棉签、大头针、玻璃试管（香水、醋、酒、酱油、香皂）、小玻璃瓶（热水40~50℃，冷水5~10℃）、手电、检眼镜、分规、带尺、音叉。

二、一般检查

（一）意识状态

意识状态指大脑的觉醒程度，是机体对自身和周围环境的感知和理解的功能，并通过人们的语言、躯体运动和行为等表达出来，或被认为是中枢神经系统对内外环境的刺激所作做出的应答反应的能力。该能力减退或消失就意味着不同程度的意识障碍。

意识的内容为高级神经活动。包括定向力、感知力、注意力、记忆力、思维、情感和行为等。

意识障碍的临床分型：

1. 意识水平下降的意识障碍

（1）嗜睡：意识障碍的早期表现，处于睡眠状态，唤醒后定向力基本完成，但注意力不集中，记忆差，如不继续回答又进入睡眠状态。

（2）昏睡状态：处于较深睡眠状态，较重的疼痛或语言刺激方可唤醒，作简单模糊的回答，随后又熟睡。

（3）昏迷：意识丧失，对言语刺激无应答反应。

Ⅰ．浅昏迷：疼痛刺激有反应，可有无意识自发动作，腱反射存在，瞳孔对光反射存在，呼吸和血压正常

Ⅱ．中昏迷：重疼痛刺激有反应，无自发意识活动，腱反射减弱消失，瞳孔对光反射迟钝，呼吸和血压轻度变化

Ⅲ．深昏迷：对疼痛刺激无反应，无自发意识活动，腱反射消失，瞳孔对光反射消失，呼吸和血压明显变化

2. 伴意识内容改变的意识障碍

（1）意识模糊：也叫朦胧状态，意识轻度障碍，表现意识范围缩小，常有定向力障碍，主要表现为错觉，幻觉较少见。

(2) 谵妄状态:较意识模糊严重,定向力和自知力均有障碍,注意力涣散,与外界不能正常接触。常有幻觉、错觉,以后者为主,且形象生动而逼真,多伴有恐惧、外逃或伤人行为。

3. 特殊类型的意识障碍即醒状昏迷或称睁眼昏迷

(1) 去皮层综合征:患者能无意识地睁眼闭眼,光反射、角膜反射存在,对外界刺激无反应,无自发性言语及有目的动作。特殊姿态(去皮层强直状态)上肢屈曲,下肢伸直。可有病理征,见于缺氧性脑病、脑血管疾病及外伤等。导致的大脑皮质广泛损害。

(2) 无动性缄默症:患者对外界刺激无意识反应,四肢不能活动,也可呈不典型去皮质强直状态,可有无目的睁眼或眼球运动,睡眠-醒觉周期可保留或有改变伴有自主神经功能紊乱,肌肉松弛,无锥体束征。定位:脑干上部或丘脑网状激活系统及前额叶-边缘系统的损害。

(二) 精神状态

是否有认知、情感、意志、行为方面异常如错觉、幻觉、妄想、情绪不稳、淡漠等,并通过患者的理解力、定向力、记忆力、计算力、判断力来判定是否有智能障碍。

(三) 脑膜刺激征

脑膜刺激征为脑膜受激惹的表现。见于各种脑膜炎、蛛网膜下腔出血、脑脊液压力增高等。常见的脑膜刺激征有:

1. 屈颈试验 嘱患者仰卧,以手托扶患者枕部做被动屈颈动作以测试颈肌抵抗力。颈项强直表现为不同类型被动屈颈时抵抗力增强。此为伸肌在患病时最易受刺激所致,除见于上述颅内疾患外,当患有颈椎病、颈椎关节炎、颈椎结核、骨折、脱位、肌肉损伤等时也可出现颈强直。

2. 克匿格(Kernig)征 嘱患者仰卧,先将一侧髋关节屈成直角,再用手抬高小腿,正常人可将膝关节伸达135°以上,阳性表现为伸膝受限,并伴有疼痛与屈肌痉挛。

3. 布鲁津斯基(Brudzinski)征 嘱患者仰卧,下肢自然伸直,医生一手托患者枕部,一手置于患者胸前,然后使头部前屈,阳性表现为两侧膝关节和髋关节屈曲。

三、脑神经检查

脑神经共有12对,按其功能分为3种:

1. 单纯感觉神经 如嗅神经、视神经及位听神经(前庭蜗神经)。
2. 单纯运动神经 如动眼神经、滑车神经、展神经、副神经、舌下神经。
3. 混合神经 兼有运动和感觉两种神经纤维,如三叉神经、面神经、舌咽神经、迷走神经。

脑神经检查对颅脑损害的定位诊断极有意义,检查脑神经应按先后顺序进行,以免重复和遗漏。

（一）嗅神经检查

嗅觉的灵敏度可通过问诊了解，检查时嘱患者压住一侧鼻孔，然后用醋、酒、香皂等分别放于鼻孔前，要求患者分辨各物品的气味，同法检查对侧，嗅觉正常时可明确分辨测试物品的气味。如一侧嗅觉减退或丧失，则为同侧的嗅球、嗅索、嗅丝的损害，见于创伤、前颅凹占位病变、颅底脑膜结核等。此外，鼻黏膜炎症或萎缩亦可引起嗅觉减损。

（二）视神经检查

1. 视力检查　代表视力的中心视敏度，分为远视力和近视力，分别用远视力表和近视力表检查。远视力检查距离为5米，近视力为30厘米。如患者不能识别最大视标，可从1米开始逐渐移近，辨认指数或眼前手动，记录距离表示视力，如不能辨认眼前手动，可在暗室中用电筒分别检查两眼的光感，光感消失为完全失明。

2. 视野检查　固定头部，遮蔽一眼，被检眼球正视前方所能看到的空间范围即为视野。一般可先用手动法，嘱患者背光与医师对坐，相距约为65~100cm，各自用手遮住相对眼睛（患者遮左眼，医师遮右眼），对视片刻，保持眼球不动，医师用手指从上、下、左、右的方位自周围向中央慢慢移动，注意手指位置应在医生与患者之间，如患者视野正常，患者应与检查者同时看到手指，如患者视野异常时应进一步做视野计法检查，视野检查对视神经通路损害的定位有重要意义。

(1) 视神经损害：单眼全盲。
(2) 视交叉中部损害：双眼视野颞侧偏盲。
(3) 视交叉外侧部损害：单眼鼻侧视野偏盲。
(4) 视束损害：双眼对侧视野同向偏盲。
(5) 视辐射上部损害：双眼对侧、视野同向、下象限盲。
(6) 视辐射下部损害：双眼对侧、视野同向、上象限盲。
(7) 视辐射全部损害：双眼对侧、视野同向偏盲，有黄斑回避现象。

3. 眼底　视神经乳头正常呈卵圆形或圆形，边缘清楚，色淡红，颞侧稍淡，中央生理凹陷。动脉色淡红，静脉色暗红，正常管径比例2∶3，可检查视神经乳头水肿、视神经乳头萎缩、视网膜及血管病变。

视神经乳头水肿：颅压增高影响视网膜中央静脉和淋巴的回流。早期视乳头充血、边缘模糊、生理凹陷消失、静脉淤血，重者视乳头隆起超过2个屈光度、视乳头边缘完全消失视乳头及视网膜上见出血点。

（三）动眼神经、滑车神经、展神经检查

1. 外观　观察睑裂是否对称，有无上睑下垂、眼球前突或内陷、斜视、同向偏斜。
2. 眼球运动　动眼神经支配提睑肌、上直肌、下直肌、内直肌及下斜肌的运动，检查时如发现复视，上睑下垂，眼球向上、下、内收活动受限均提示有动眼神经麻痹。滑车神经支配眼球的上斜肌，如眼球向下及外展运动减弱提示滑车神经有损害。展神经支配眼球的外直肌，检查时将目标物分别向左右两侧移动，观察眼球向外转动情况，展神经受损时

眼球外展障碍。

3. 瞳孔及反射　调节瞳孔大小的神经为动眼神经副交感纤维和颈交感神经节的交感纤维。观察瞳孔大小、形状、位置及是否对称。正常瞳孔呈圆形，双侧等大，位置居中，边缘整齐，直径 3~4mm。

(1) 瞳孔对光反射：指光线刺激引起瞳孔收缩，感光瞳孔缩小称为直接光反射，对侧不感光瞳孔也收缩称为间接光反射。

(2) 瞳孔调节反射：两眼注视远处物体时再突然注视近物，出现两眼会聚、瞳孔缩小。

(3) 霍纳征：表现为一侧瞳孔缩小、眼裂变小(睑板肌麻痹)、眼球内陷(眼眶肌麻痹)，可伴有同侧面部少汗。定位：颈交感神经及脑干网状结构的交感纤维受损。

(四) 三叉神经(前庭蜗神经)检查

三叉神经具有运动与感觉两种功能，检查运动功能时，医师将双手置于患者两侧下颌角咬肌隆起处，嘱患者做咀嚼动作，即可对比两侧咬肌力量强弱的差异。也可将一手置于患者的下颌向上用力，然后嘱患者做张口动作，以感触张口动作时的肌力。检查感觉功能时，医师用棉签自内向外轻触前额、鼻部两侧、下颌对比两侧的感觉差异。检查痛觉时，用针尖轻刺三叉神经分布区域的皮肤，用力要均匀，随时询问患者对痛觉的灵敏度。角膜反射：检查者用细棉絮轻触角膜外缘，正常表现双眼瞬目动作。受试侧瞬目称为直接角膜反射，对侧瞬目为间接角膜反射。

(五) 面神经检查

1. 面肌运动　观察睑裂、鼻唇沟及口角两侧是否对称，检查时嘱患者做皱眉、闭眼、露齿、鼓腮或吹口哨动作，观察左右两侧差异。受损时患侧动作有障碍，常见于面神经瘫痪及脑血管病变。周围性面瘫导致眼裂上、下的面部表情肌均瘫痪，中枢性面瘫只造成眼裂以下的面肌瘫痪。

2. 味觉　嘱患者伸舌，检查者以棉签蘸少许食糖、食盐、醋或奎宁溶液，轻涂于舌前一侧，不能讲话、缩舌和吞咽，用手指出事先写在纸上的甜、咸、酸、苦四个字之一。先试可疑侧，再试另一侧，每试一种溶液需用温水漱口。面神经损害可使舌前 2/3 味觉丧失。

(六) 位听神经(前庭蜗神经)检查

1. 听力检查　听力损害时出现耳聋和耳鸣。常用耳语、手表声或音叉进行检查，声音由远及近，测量患者单耳(另侧塞住)能够听到的距离，再同另一侧耳比较，并与检查者比较。

(1) Rinne 试验：比较骨导(BC)与气导(AC)，将频率 128Hz 振动的音叉置于受试者的耳后乳突部至骨导不能听到声音后将音叉置于该侧耳旁，直到气导听不到声音，再检查另一侧。

(2) Weber 试验：将振动的叉置于患者额顶正中，比较双侧骨导。音叉试验比较见表 2-1-1。

表 2-1-1 Rinne 试验与 Weber 试验

音叉试验	正常耳	感音性耳聋	传音性耳聋
Rinne 试验	AC>BC 约 2 倍	AC>BC	AC>BC
Weber 试验	声音居中	声音偏于健侧	声音偏于患侧

2. 前庭功能检查 询问患者有无眩晕、夜行困难；观察患者有无眼球震颤等，若有以上症状需考虑耳蜗及前庭神经病变。

(七) 舌咽神经、迷走神经检查

检查时嘱患者张口，先观察腭垂是否居中，两侧软腭高度是否一致，然后嘱患者发"啊"音，观察两侧软腭上抬是否有力，腭垂是否偏斜，若患者有吞咽困难，饮水呛咳，常见于 Guillain-Barré 综合征、脑干病变或鼻咽癌脑转移等。

迷走神经有许多功能与舌咽神经密切结合，检查时嘱患者张口发"啊"音，若一侧软腭不能随之上抬及腭垂偏向健侧则为迷走神经麻痹的表现。

(八) 副神经检查

观察胸锁乳突肌及斜方肌有无萎缩，有无斜颈及垂肩，检查时医师将一手置于患者腮部，嘱患者向该侧转头以测试胸锁乳突肌的收缩力，然后将两手放在患者双肩上下压，嘱患者做对抗性抬肩动作，若力量减弱见于副神经损伤、肌萎缩性侧索硬化、后颅凹肿瘤等。

(九) 舌下神经检查

检查时嘱患者伸舌，观察有无舌偏斜、舌缘两侧厚薄不相等及颤动等，出现以上现象提示舌下神经核病变。舌向一侧偏斜常见于脑血管病变。

四、运动功能检查

运动功能是神经系统检查中的重点，大体可分随意和不随意运动两种。随意运动由锥体束支配，不随意运动(不自主运动)由锥体外系和小脑系支配。

(一) 肌肉形态和营养

观察和比较双侧对称部位肌肉外形及体积，有无肌萎缩、假性肥大及其分布范围。下运动神经元损害和肌肉疾病可见肌萎缩，进行性肌营养不良可见肌肉假肥大，表现外观肥大、触之坚硬，但肌力弱，常见于腓肠肌和三角肌。

(二) 肌张力

肌张力指静息状态下的肌肉紧张度。

1. 肌张力增加 触摸肌肉时有坚实感，被动检查时阻力增加，关节活动范围缩小，见于锥体系和锥体外系病变。可表现为痉挛性指一组拮抗肌群的张力均增加,做被动运动时开始阻力大,终了时变小称为折刀样肌张力增高,见于锥体系损害。伸肌与屈肌的肌力同等增强,如同弯曲铅管,称铅管样强直,见于锥体外系损害。如在强直性肌张力增强的基础上又伴有震颤,当做被动运动时可出现齿轮顿挫样感觉,称齿轮样增高。

2. 肌张力减弱　触诊时肌肉松软,被动运动时肌张力减低,可表现关节过伸,见于周围神经、脊髓前角灰质炎及小脑病变等。

(三) 随意运动与肌力

1. 随意运动　随意运动指意识支配下的运动,随意运动功能的丧失称为瘫痪。由于表现不同,在程度上可分为完全性及不完全性(轻)瘫,在形式上又分为单瘫、偏瘫、截瘫及交叉瘫。

Ⅰ. 偏瘫　为一侧肢体随意运动丧失,并伴有同侧中枢性面瘫及舌瘫,见于脑出血、脑血栓形成、脑栓塞、蛛网膜下腔出血、脑肿瘤等。

Ⅱ. 单瘫　为单一肢体的随意运动丧失,多见于脊髓灰质炎。

Ⅲ. 截瘫　多为双侧下肢随意运动丧失,是脊髓横惯性损伤的结果,见于脊髓外伤、脊髓炎、脊椎结核等。

Ⅳ. 交叉瘫　为一侧脑神经损害所致的同侧周围性脑神经麻痹及对侧肢体的中枢性偏瘫。

2. 肌力　肢体做某种主动运动时肌肉最大的收缩力。检查者嘱被检查者做肢体关节部分的伸屈动作。检查者从相反的方向测试被检查者对阻力的克服力量。手的肌力可用握力计测量并应同时注意两侧肌力的对比。六级肌力记录法:

0级:完全瘫痪,无肌肉收缩。
1级:肌肉可收缩,但不能产生动作。
2级:肢体能在床面上移动,但不能抵抗自身重力,即不能抬起。
3级:肢体能抵抗重力离开床面,但不能抵抗阻力。
4级:肢体能做抗阻力动作,但不完全。
5级:正常肌力。

(四) 不随意运动

亦称不自主运动,是由随意肌不自主地收缩所产生的一些无目的异常运动。表现如下:

1. 震颤　震颤是两组拮抗肌交替收缩所引起的一种肢体摆动动作。如:

Ⅰ. 静止性震颤:在静止时表现明显,动作如同"搓丸"样,在做意向性动作时可减轻或暂时消失,伴有肌张力增高,见于帕金森病。

Ⅱ. 老年性震颤:与帕金森病相似,但多见于老年动脉硬化患者,常表现为点头或摇头动作,一般不伴有肌张力的改变。

Ⅲ. 动作性震颤(意向性震颤):震颤在动作时出现,在动作终末,愈近目的物时愈明显,见于小脑疾患、扑翼样震颤。震颤动作多在腕掌部,见于慢性肝病、早期肝昏迷。

此外,手指的细微震颤,常见于甲状腺功能亢进,自主神经功能紊乱。

2. 手足徐动　手足徐动为手指或足趾的一种缓慢持续的伸展扭曲动作,可重复出现且较有规则,见于脑性瘫痪、肝豆状核变性、脑基底核变性(脑炎或中毒)等。

3. 舞蹈样运动　舞蹈样运动为肢体的一种快速、不规则、无目的、不对称的运动。持续时间不长,在静止时可以发生,也可因外界刺激、精神紧张而引起发作。睡眠时发作较轻或消失。动作也可表现在面部,如做鬼脸,多见于儿童的风湿性脑病等。

4. 手足搐搦　手足搐搦发作时手足肌肉呈紧张性痉挛,在上肢表现为腕部屈曲、手指伸展、指掌关节屈曲、拇指内收靠近掌心并与小指相对,形成"助产士手"。在下肢时表现为距小腿关节与趾关节皆呈屈曲状。在发作间隙时可做激发试验,即在患者前臂缠以血压计袖带,然后充气使水银柱达舒张压以上,持续4分钟出现搐搦时称为 Trousseau 征阳性,见于低钙血症和碱中毒。

(五) 共济运动

任何一个动作的完成都必须有一定的肌群参加,如主动肌、对抗肌、协同肌及固定肌等。这些肌群的协调一致主要是靠小脑的功能。此外,前庭神经、视神经、深感觉、锥体外系均参与作用,动作才得以协调和平衡。当上述结构发生病变,协调动作即会出现障碍,称为共济失调。检查方法如下:

1. 指鼻实验　嘱患者将前臂外旋、伸直,以食指触自己的鼻尖,先慢后快、先睁眼后闭眼,反复做上述动作。正常人动作准确,共济失调患者指鼻动作经常失误。如睁眼无困难,闭目则不能完成,为感觉性共济失调;睁眼皆有困难者为小脑性共济失调。

2. 指指实验　嘱被检查者伸直示指,曲肘,然后伸直前臂以示指触碰对面医生的示指,先睁眼做,后闭眼做,正常人可准确完成。若总是偏向一侧,则提示该侧小脑或迷路有病损。

3. 轮替动作　嘱被检查者伸直手掌并反复做快速旋前旋后动作,以观察拮抗肌群的协调动作。共济失调患者动作缓慢、不协调。一侧快速动作障碍则提示有该侧小脑半球病变。

4. 跟-膝-胫实验　嘱被检查者仰卧,先抬起一侧下肢,然后将足跟置于另侧膝关节,并沿胫骨徐徐滑下,共济失调患者会出现动作不稳或失误。

5. Romberg 征　亦称闭目难立征。测试时嘱患者两臂向前伸平,双足并拢直立,然后闭目,如出现摇晃或倾斜则为阳性,仅闭目不稳提示两下肢有感觉障碍,睁眼、闭眼都不稳提示小脑蚓部病变。

(六) 步态

步态指走动时所表现的姿态。常见的典型异常步态有以下几种:

1. 蹒跚步态　走路时身体左右摇摆似鸭行,见于进行性肌营养不良、佝偻病。

2. 醉酒步态　行走时躯干重心不稳,步态紊乱,不准确如醉酒状,见于小脑疾病、乙醇及巴比妥中毒。

3. 慌张步态　起步后小步急速趋行,身体前倾,有难以止步之势,见于帕金森病患者。

4. 跨阈步态 由于踝部肌腱、肌肉弛缓,患足下垂,行走时必须抬高下肢才能起步,见于腓总神经麻痹。

5. 共济失调步态 起步时一脚高抬,骤然垂落,且双目向下注视,两脚间距很宽,以防身体倾斜,闭目时则不能保持平衡,见于脊髓结核患者。

6. 剪刀步态 由于双下肢肌张力增高,尤以伸肌和内收肌张力增高明显,移步时下肢内收过度,两腿交叉呈剪刀状。见于脑性瘫痪与截瘫患者。

五、感觉功能检查

检查感觉功能时,患者必须意识清晰,检查前要向患者说明目的和方法,要充分取得患者的合作。检查时可由感觉障碍区向健侧以外逐步移行,如果感觉过敏也可由健处向障碍区移行。如果患者意识状态欠佳又必须检查时,则只粗略地观察患者对检查刺激引起的反应,以估计患者感觉功能的状态,如呻吟、面部出现痛苦表情或回缩受刺激的肢体。如有感觉障碍,应注意感觉障碍的类型及其范围。

感觉检查可分两种。

(一) 浅感觉检查

包括皮肤及黏膜的痛觉、温度觉及触觉。

1. 痛觉 通常用大头针以均匀的力量轻刺患者皮肤,让患者立即陈述具体的感受。为了避免主观或暗示作用,患者应闭目接受测试。测试是注意两侧对称部位的比较,检查后记录感觉障碍的类型(正常、过敏、减退、消失)和范围。如为局部疼痛,则为炎性病变影响到该末梢神经。如为烧灼性疼痛则见于交感神经不完全损伤。

2. 温度觉 通常用有热水(40~50℃)及冷水(5~10℃)的试管测试,让患者回答自己的感受(冷或热)。正常人能明确辨别冷热的感觉。温度觉障碍见于脊髓丘脑侧束损伤。

3. 触觉 用棉签轻触患者的皮肤或黏膜,让患者回答有无一种轻痒的感觉。正常人对轻触感很灵敏。触觉障碍见于后索病损。

(二) 深感觉检查

是测试深部组织的感觉如关节觉、震动觉和深部触觉。

1. 关节觉 包括关节对被动运动感觉和位置觉。检查时嘱患者闭目,医师用食指和拇指轻持患者的手指或足趾两侧做被动伸或屈的动作,让患者闭目回答"向上"或"向下"。另外,让患者闭目,然后将其肢体放置在某种位置上,询问患者是否能明确回答肢体所处的位置。关节觉障碍见于后索病损。

2. 震动觉 用震动的音叉(128Hz)置放在患者肢体的骨隆起处(如内、外踝、腕关节、髂嵴等),注意两侧对比。正常人有共鸣性震动感。震动觉障碍见于脊髓后索损害。

3. 复合感觉 包括皮肤定位感觉、两点辨别感觉等,这些感觉是大脑综合、分析、判断的结果,故也称皮质感觉。

Ⅰ．皮肤定位觉：是测定触觉定位的检查，医师用手指轻触皮肤某处，让患者用手指出被触位置。皮肤定位觉障碍见于皮质病变。

Ⅱ．两点辨别感觉：用分开的双脚规刺激两点皮肤，如患者有两点感觉，再将两脚规距离缩短，直到患者感觉为一点为止。身体各部对两点辨别感觉灵敏度不同，以舌尖、鼻端、手指最明显，四肢近端和躯干最差。如触觉正常而两点辨别觉障碍，见于额叶疾患。

Ⅲ．实体辨别觉：是测试手对实体物的大小、形状、性质的识别能力。检查时患者闭目，将铅笔、小刀、橡皮置于患者手中，抚摸以后，看能否叫出物体的名称。检查时应先测患侧。功能障碍见于皮质病变。

Ⅳ．体表图形觉：患者闭目，然后在其皮肤上画图形（方形、圆形）或写字，看患者能否辨别。如有障碍提示为丘脑水平以上的病变。

六、神经反射检查

反射是通过反射弧的形式完成的，一个反射弧包括感受器、传入神经元、中枢、传出神经元和效应器等部分。反射弧中任何一部分有病变，都可使反射活动受到影响（减弱或消失）。另外，反射活动是受高级中枢控制的如锥体束有病变，则会使反射活动失去抑制因而出现反射亢进。临床上根据刺激的部位，可将反射分为浅反射和深反射两部分。

（一）浅反射

浅反射是刺激皮肤、黏膜、角膜等引起肌肉快速收缩反应。

1. 角膜反射　检查时嘱被检查者向内上方注视，医师用细棉签毛由角膜外缘轻触患者的角膜。正常时可见被检查者眼睑迅速闭合，称为直接角膜反射。反射弧为刺激经三叉神经眼支传至脑桥，再传至面神经支配眼轮匝肌做出反应。如刺激一侧角膜，对侧也出现眼睑闭合反应，称为间接角膜反射。直接与间接角膜反射皆消失见于患侧三叉神经病变（传入障碍）。直接反射消失，间接反射存在，见于患侧面神经瘫痪（传出障碍）。角膜反射完全消失见于深昏迷患者。

2. 腹壁反射　检查时嘱患者仰卧，两下肢稍屈以使腹壁放松，然后用火柴梗或钝头竹签按上、中、下三个部位轻划腹壁皮肤。正常人在受刺激的部位可见腹壁肌收缩。上部反射消失见于胸髓7～8节病损，中部反射消失见于胸髓9～10节病损，下部反射消失见于胸髓11～12节病损。双侧上、中、下三部反射均消失见于昏迷或急腹症患者。一侧腹壁反射消失见于同侧锥体束病损。除以上病因外，肥胖者、老年人及经产妇由于腹过于松弛也会出现腹壁反射的减弱或消失。

3. 提睾反射　用火柴梗或钝头竹签由下向上轻划股内侧上方皮肤，可引同侧提睾肌收缩，使睾丸上提。双侧反射消失见于腰髓1～2节病损。一侧反射减弱或消失见于锥体束损害。此外还可见于老年人或局部病变如腹股沟疝、阴囊水肿、精索静脉曲张、睾丸炎、附睾炎等。

4. 跖反射　嘱患者仰卧，髋及膝关节伸直，医师以手持患者踝部，用钝头竹签由后向前划足底外侧至小趾掌关节处再转向内侧，正常表现为足趾跖曲（即 Babinski 征阴性），反射中枢在骶髓1~2节。

(二) 深反射

刺激骨膜、肌腱引起的反应是通过深部感觉器完成的反射,称深部反射。

1. 肱二头肌反射　医师以左手托扶患者屈曲的肘部,并将拇指置于肱二头肌肌腱上,然后以叩诊锤叩拇指,正常反应为肱二头肌收缩,前臂快速屈曲。反射中枢在颈髓5~6节。

2. 肱三头肌反射　医师以左手托扶患者的肘部,嘱患者肘部屈曲,然后以叩诊锤直接叩击鹰嘴突上方的肱三头肌肌腱,反应为肱三头肌收缩,前臂稍伸展。反射中枢在颈髓6~7节。

3. 桡骨骨膜反射　医师以左手轻托腕部,并使腕关节自然下垂,然后以叩诊锤轻叩桡骨茎突,正常反应为前臂旋前、屈肘。反射中枢在颈髓5~6节。

4. 膝反射　坐位检查时,小腿完全松弛,自然悬垂。卧位时医师用左手在腘窝处托起两下肢,使髋、膝关节稍屈,然后用右手持叩诊锤叩击髌骨下方的股四头肌腱。正常反应为小腿伸展。若患者精神过于紧张,反射引不出时,可嘱患者两手扣起,用力拉紧再试即可引出,反射中枢在腰髓2~4节。

5. 跟腱反射　嘱患者仰卧,髋及膝关节稍屈曲,下肢取外旋外展位,医师用左手托患者足掌,使足呈过伸位,然后以叩诊锤叩击跟腱。正常反应为腓肠肌收缩,足向跖面屈曲。如卧位不能测出时,可嘱患者跪于椅面上,双足自然下垂,然后轻叩跟腱,反应同前。反射中枢在骶髓1~2节。

深反射的减弱或消失多系器质性病变如末梢神经炎、神经根炎、脊髓前角灰质炎等致使反射弧遭受损害。深反射易受精神紧张的影响,如出现可疑性减弱或消失,应在转移其注意力之后重新测试。此外,脑或脊髓的急性损伤可发生超限抑制,使低级反射中枢受到影响,出现深反射的减弱或消失。骨关节病和肌营养不良症也可使深反射减弱或消失。

6. Hoffmann征　医师左手持患者腕关节上方,右手以中指及食指夹持患者中指,稍向上提,使腕部处于轻度过伸位,然后以拇指迅速弹刮患者中指指甲,由于中指深屈肌受到牵引而引起其余四指的轻微掌屈反应,称为Hoffmann征阳性。此征为上肢锥体束征,但一般较多见于颈髓病变。

7. 阵挛　阵挛是在深反射亢进时,用一持续力量使检查的肌肉处于紧张状态,则该深反射涉及的肌肉就会发生节律性收缩,称为阵挛。常见的有:

Ⅰ. 髌阵挛:下肢伸直,医生用拇指和示指捏住髌骨上缘,用力向远端方向快速推动数次,然后保持适度的推力。阳性反应为股四头肌节律性收缩致使髌骨上下运动。意义同前。

Ⅱ. 踝阵挛:嘱患者仰卧,髋关节与膝关节稍屈,医生一手持患者小腿,一手持患者足掌前端,用力使距小腿关节过伸。阳性表现为腓肠肌与比目鱼肌发生节律性收缩。意义与深反射亢进相同,见于锥体束损害。

(三) 病理反射

病理反射指锥体束病损时,失去了对脑干和脊髓的抑制功能。1岁半以内的婴幼儿

由于锥体束尚未发育完善,可以出现上述反射现象。成年患者若出现上述反射现象,属病理反射。临床常用的测试方法有:

1. Babinski 征　检查方法同跖反射。巴宾斯基征阳性表现为踇趾缓缓背伸,其他足趾呈扇形展开,见于锥体束损害。

2. Openheim 征　医师用拇指及示指沿患者胫骨前缘用力由上向下滑压,阳性表现同巴宾斯基征。

3. Gordon 征　检查时用拇指和其他四指分置于腓肠肌部位,然后以适度的力量捏压,阳性表现同巴宾斯征。

4. Chaddock 征　用竹签在外踝下方由后向前划至趾跖关节处为止,阳性表现为巴宾斯基征。

以上 4 种测试,方法虽然不同,但阳性结果表现一致,临床意义相同。一般情况下,在锥体束疾患时较易引出 Babinski 征,但在表现可疑时应测试其余几种以协助诊断。

(四) Lasègue 征

Lasègue 征为神经根受刺激的表现。检查时嘱患者仰卧,两下肢伸直,医师一手置于膝关节上,使下肢保持伸直,另一手将下肢抬起。正常人可抬高 70°以上,如抬不到 30°,即出现由上而下的放射性疼痛,见于坐骨神经痛、腰椎间盘突出或腰骶神经根炎等。

七、自主神经功能检查

自主神经的功能很复杂,主要功能是调整内脏、血管、竖毛肌、汗腺等的活动。自主神经又分交感神经与副交感神经两种,是通过神经介质与受体而发挥作用的。它们共同支配某组织或器官。其作用虽是相互拮抗的,但在大脑皮质的调节下,正常能协调整个机体内外环境的平衡。

临床常用检查方法如下:

1. 眼心反射　嘱患者仰卧,眼睑自然闭合,医师将右手的中指及示指置于患者眼球的两侧,逐渐施加压力,但不可使患者感到疼痛。加压 20~30 秒后计数 1 分脉搏次数。正常每分钟脉搏可减少 10~20 次,减少 12 次/分以上提示迷走神经功能增强,减少 18~24 次/分提示迷走神经功能明显亢进。

2. 卧立试验　在患者平卧位时计数 1 分钟脉搏数,然后嘱患者起立站直再计数 1 分的脉搏数。由卧位到立位脉搏增加 10~20 次为交感神经兴奋增强。由立位到卧位称为立卧试验,前后各计数 1 分脉搏数,若减少 10~12 次为副交感神经兴奋增强。

3. 竖毛反射　将冰块放在患者的颈后或腋窝皮肤上数秒钟之后,可见竖毛肌收缩,毛囊处隆起如鸡皮状。竖毛反射受交感神经节段性支配,即颈 8 至胸 3 支配面部和颈部,胸 4~7 支配上肢,胸 8~9 支配躯干,胸 10 至腰 2 支配下肢。根据反应的部位可协助交感神经功能障碍的定位诊断。

4. 皮肤划纹征　用钝头竹签加适度压力在皮肤上划压,数秒以后皮肤就会出现白色划痕(血管收缩)并高起皮面,称为皮肤划纹现象。正常持续 1~5 分即行消失,如果持续时间较长,提示有交感神经兴奋性增强。经竹签划压后很快出现红条纹,持续时间长(数小时),而且逐渐或隆起,则提示副交感神经兴奋性增强或交感神经麻痹。

第二节 脑脊液检查和腰椎穿刺

脑脊液是由侧脑室脉络丛分泌的存在于蛛网膜下腔内的无色透明液体。脑脊液的产生、循环与吸收:侧脑室脉络丛分泌,经室间孔→入第三脑室,经中脑导水管→入第四脑室,经四脑室中间孔和两个侧孔→流入脑和脊髓表面的蛛网膜下腔→大部分脑脊液经脑面蛛网膜颗粒吸收→入上矢状窦,小部分经脊神经根间隙吸收。成人脑脊液总量110~200ml,平均130ml,生成速度0.3~0.5ml/min,每日约生成500ml,每日可更新3~4次。急、慢性脑膜炎时,脑脊液分泌明显增高,可达5000~6000ml/d。

血-脑屏障:正常情况下血液中各种化学成分只能选择性进入脑脊液中,脑组织毛细血管内皮细胞的紧密连接构成这种血-脑屏障。病理情况下血-脑屏障破坏及其通透性增高可使脑脊液成分发生改变。采取脑脊液方法:腰椎穿刺,特殊情况下可行小脑延髓池穿刺或侧脑室穿刺。

一、腰椎穿刺术

【适应证】

1. 中枢神经系统炎性病变,包括各种原因引起的脑膜炎和脑炎。
2. 临床怀疑蛛网膜下腔出血而头颅CT尚不能证实或与脑膜炎等疾病鉴别有困难时。
3. 脑膜癌病的诊断。
4. 中枢神经系统血管炎、脱髓鞘疾病及颅内转移瘤的诊断和鉴别诊断。
5. 脊髓病变和多发性神经根病变的诊断及鉴别诊断。
6. 脊髓造影和鞘内药物治疗等。
7. 怀疑颅内压异常。

【禁忌证】

1. 颅内压升高伴有明显的视乳头水肿者和怀疑后颅窝肿瘤者。
2. 穿刺部位有化脓性感染灶或脊髓结核者、脊髓压迫症的脊髓功能已处于即将丧失的临界状态者。
3. 血液系统疾病有出血倾向者、使用肝素等药物导致的出血倾向者,以及血小板<50×10^9/L者。
4. 开放性颅脑损伤等。

【并发证】

1. 腰穿后头痛 是最常见的并发症,发病机制通常是脑脊液放出过多造成颅内压降低,牵拉三叉神经感觉支支配的脑膜及血管组织所致。腰穿后头痛大多在穿刺后24小时内出现,可持续5~8天。头痛以前额和后枕部为著,跳痛或胀痛多见,还可伴有颈部和后背部疼痛。咳嗽、喷嚏或站立时症状加重,严重者还可伴有恶心、呕吐和耳鸣。平卧时可使头痛减轻。应鼓励患者大量饮水,必要时可静脉输入生理盐水。

2. 出血 腰穿出血大多数为损伤蛛网膜或硬膜的静脉所致,出血量通常较少而且一般不引起明显的临床症状。如出血量较多时应注意与原发性蛛网膜下腔出血鉴别。

3. 感染 较少见,如消毒不彻底或无菌操作不当或者局部有感染灶等,可能导致腰穿后感染。

4. 脑疝 是腰穿最危险的并发症,易发生在颅内压高的患者。如颅内压高者必须腰穿才能明确诊断时,一定在穿刺前先用脱水剂。

【穿刺的操作方法】

1. 体位 患者通常左侧卧位,屈颈抱膝,尽量使脊柱前屈,利于拉开椎间隙。背部与检查床面垂直,脊柱与床平行。

2. 穿刺部位的确定是沿双侧髂嵴最高点做一连线,与脊柱中线相交处为第4腰椎棘突,然后选择第4、5腰椎间隙进针。如失败可选择第3、4腰椎间隙或第5腰椎与骶骨间隙。

3. 常规消毒、铺无菌巾后,用2%的利多卡因在穿刺点局部做皮内和皮下麻醉,然后将针头刺入韧带后,回吸无血液,边退针边推注麻醉剂。

4. 麻醉生效后,操作者用左手固定穿刺部位皮肤,右手持针,针头斜面向上刺入皮下后,针头略向头部倾斜,缓慢进针。刺入韧带时可感受到一定的阻力,当阻力突然减低时提示进入蛛网膜下腔,抽出针芯,脑脊液流出。测定压力时嘱患者放松,并缓慢将双下肢伸直。

5. 腰穿术完毕后,嘱患者去枕平卧6~8小时。

二、脑脊液检查

(一) 脑脊液常规检查

1. 压力测定 腰椎穿刺后接上压力管,嘱患者充分放松后进行测定,脑脊液在压力管中上升到一定的幅度而不再继续上升,此时的压力即为初压。放出一定量的脑脊液后再测定的压力为终压。侧卧位正常压力为80~180mmH$_2$O,大于200mmH$_2$O提示颅内压增高,小于70mmH$_2$O提示颅内压降低。

(1) 颅内压增高:见于颅内占位性病变、脑水肿、脑膜炎、脑炎、蛛网膜下腔出血、静脉窦血栓形成、良性颅内压增高症、心衰、肺功能不全、肝昏迷等。

(2) 颅内压降低:见于低颅压、脊髓蛛网膜下腔梗阻、脊髓压迫征、脑脊液漏、脱水等。

2. 腰穿压颈试验

Ⅰ. 压腹试验:用手掌深压腹部,脑脊液压力迅速上升,解除压迫后,压力迅速下降,说明穿刺针头确实在椎管内。

Ⅱ. 指压法:用手指压迫颈静脉10~15秒钟后,压力迅速上升100~200mmH$_2$O或以上,解除压颈后迅速降至初压水平提示椎管通畅。压颈 10 秒钟压力不升高,提示椎管完全梗阻。压颈上升较快或上升慢,解除压颈后下降较慢提示椎管不完全梗阻。如压迫一侧颈静脉,压力不上升,但压迫对侧上升正常,提示梗阻侧的横窦闭塞。压颈试验提示蛛网膜下腔完全梗阻或不完全梗阻,主要见于脊髓肿瘤、脊膜炎和椎管肿瘤等。

Ⅲ. 压力计法:将血压计气带轻缚于患者的颈部,测定初压后,分别充气至 20mmHg、40mmHg、60mmHg,每 5 秒记录一次脑压,持续 30 秒,或至颅内压不再上升为止,然后迅速放气,至颅内压不再下降为止。结果与指压法一致。颅内高压或后颅窝占位性病变禁行压颈实验以免发生脑疝。

3. 脑脊液外观　正常脑脊液是无色透明的液体,红细胞数少于 $360×10^6$ 个/L 时,外观无明显改变。血性脑脊液提示红细胞数大于 $1×10^{10}$ 个/L。

三管实验:鉴别血性或粉红色脑脊液,用三管连续接取脑脊液,前后各管为均匀一致的血色为新鲜出血,可见于蛛网膜下腔出血;前后各管的颜色依次变淡可能为穿刺损伤出血。

血性脑脊液离心后如颜色变为无色,可能为新鲜出血或者损伤;如颜色为黄色提示为陈旧性出血。

脑脊液如云雾状,常由于细菌感染引起细胞数增多所致,见于各种化脓性脑膜炎。

脑脊液呈黄色,离心后不久自动凝固为胶陈样,是由于蛋白质过多所致,见于椎管梗阻。

4. 细胞数　正常白细胞数为 $(0~5)×10^6$ 个/L,多为单核细胞,白细胞增多见于脑炎、脑膜炎、结核性脑膜炎、隐球菌脑膜炎等。涂片检查如发现致病的细菌、真菌及脱落的瘤细胞等,有助于病原的诊断。

5. 潘迪试验(Pandy test)蛋白定性试验,强阳性提示脑肿瘤、脊髓压迫征、吉兰-巴雷综合征等。

(二) 脑脊液生化检查

1. 蛋白质　正常值 0.15~0.45g/L(15~45mg/dL),蛋白质增高见于中枢神经系统感染、脑肿瘤、脑出血、脊髓压迫征、吉兰-巴雷综合征、听神经瘤、糖尿病性神经根神经病、黏液性水肿、全身性感染等。蛋白质降低见于腰穿或硬膜损伤引起脑脊液丢失、身体极度虚弱和营养不良者。

2. 糖　脑脊液糖含量取决于血糖水平。正常值 2.5~4.4mmol/L (50~75mg/dL),通常糖<2.25 mmol/L 为异常。糖明显减少见于化脓性脑膜炎,轻至中度减少见于结核性脑膜炎、隐球菌性脑膜炎、脑膜癌。糖含量增加见于糖尿病。

3. 氯化物　正常值 120~130mmol/L(700~750mmg/dL),氯化物减低见于细菌性脑膜炎、真菌性脑膜炎特别是结核性脑膜炎,还可见于全身性疾病引起的电解质代谢紊乱等。

(三) 脑脊液特殊检查

1. 细胞学检查　可进行细胞分类和发现肿瘤细胞、细菌和真菌等。化脓性感染可见中性粒细胞增多;病毒性感染可见淋巴细胞增多;结核性脑膜炎呈混合性细胞反应。

2. **蛋白电泳** 正常值:前白蛋白2%~6%,白蛋白44%~62%,α_1球蛋白4%~8%,α_2球蛋白5%~11%,β球蛋白8%~13%,γ球蛋白7%~18%。前白蛋白在神经系统炎症时降低,在变性病时升高;白蛋白降低多见于γ球蛋白增高时;α球蛋白增高主要见于中枢神经系统感染早期;β球蛋白增高见于肌萎缩侧索硬化和退行性病变等;γ球蛋白增高见于脱髓鞘疾病和中枢神经系统感染等。

3. **免疫球蛋白(Ig)** 正常脑脊液Ig含量极少,IgG为10~40mg/L,IgA为1~6mg/L,IgM含量极微。脑脊液Ig增高见于中枢神经系统炎性反应(细菌、病毒、螺旋体、真菌等感染)。对多发性硬化、其他原因所致的脱髓鞘病变和中枢神经系统血管炎等诊断有所帮助;结核性脑膜炎和化脓性脑膜炎时IgG和IgA均上升,前者更明显,结核性脑膜炎时IgM也升高。

4. **酶学检查** 多发性肌炎时肌酸激酶(CPK)显著增高。

5. **病原学检查** 病原学检测:单纯疱疹病毒抗原和抗体检测:抗原早期阳性提示近期感染的可能,双份血清的测定对判断近期感染更有意义。巨细胞病毒抗体检测:脑脊液中分离出病毒或PCR方法检测病毒阳性有助于诊断而阴性不能排除诊断。EB病毒抗体检测:脑脊液中分离出病毒或抗体阳性有助于诊断。新型隐球菌感染,免疫学检查包括特异性抗体和特异性抗原的测定。脑脊液涂片加培养诊断隐球菌脑膜炎的阳性率高达80%左右。

囊虫特异性抗体检测:脑脊液中抗体阳性有助于脑囊虫的诊断。

第三节 神经系统影像学检查

一、头颅平片和脊柱平片

(一) 头颅平片

检查简单安全,患者无痛苦和任何不适。头颅平片包括正位和侧位,还有颅底、内听道、视神经孔、舌下神经孔及蝶鞍像等。头颅平片主要观察颅骨的厚度、密度及各部位结构,颅缝的状态,颅底的裂和孔,蝶鞍及颅内钙化斑等,颅板的压迹如脑回压迹、脑膜中动脉压迹、板障静脉压迹、蛛网膜颗粒压迹等。

(二) 脊柱平片

包括前后位、侧位和斜位。可观察脊柱的生理屈度,椎体有无发育异常,骨质有无破坏、骨折、脱位、变形和骨质增生等,以及椎弓根的形态、椎间孔和椎间隙的改变,椎板和棘突有无破坏或脊柱裂,椎旁有无软组织阴影等。

二、血管造影和数字减影血管造影

(一) 数字减影脑血管造影

脑血管造影是应用含碘显影剂如泛影葡胺注入颈动脉或椎动脉内,然后在动脉期、毛细血管期和静脉期分别摄片。数字减影血管造影(digital subtraction angiography,DSA)技术利用数字化成像方式取代胶片减影的方法,应用电子计算机程序将组织图像转变成数字信号输入并储存,然后经动脉或静脉注入造影剂,将所获得的第二次图像也输入计算机,然后进行减影处理,使充盈造影剂的血管图像保留下来而骨骼、脑组织等影像均被减影除去,保留下的血管图像经过再处理后转送到监视器上,得到清晰的血管影像,见图2-1-1。

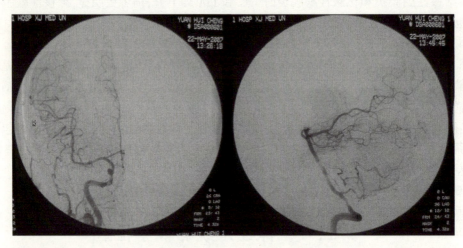

图2-1-1 正常人的DSA表现

脑血管造影的方法:通常采用股动脉或肱动脉插管法,可做全脑血管造影,可以观察脑血管的走行、有无移位、闭塞和有无异常血管等。

【适应证】
1. 颅内外血管性病变。如出血性或闭塞性脑血管病变。
2. 自发性脑内血肿或蛛网膜下腔出血病因检查。
3. 头面部富血性肿瘤,术前了解血供状况。
4. 观察颅内占位性病变的血供与邻近血管的关系及某些肿瘤的定位。
5. 头面部及颅内血管性疾病治疗后复查。

【禁忌证】
1. 对碘过敏者(需经过脱敏治疗后进行或使用不含碘的造影剂)。
2. 有严重出血倾向或出血性疾病者。
3. 有严重心、肝或肾功能不全者。
4. 脑疝晚期,脑干功能衰竭者。

【优缺点】

此方法是其他检查方法所不能取代的。优点为简便快捷;血管影像清晰,使减影血管三维显示;并可作选择性摄片,减少 X 线曝光剂量等。缺点是该方法仍是有创性检查,需要插管和注射对比剂。

DSA 也是血管内介入治疗不可缺少的技术,所有介入治疗必须通过 DSA 检查明确病变的部位、供养血管、侧支循环和引流血管等。

(二) 脊髓造影和脊髓血管造影

1. 脊髓造影　也称椎管造影,将造影剂碘苯酯或甲泛葡胺经腰穿注入蛛网膜下腔后,改变体位在 X 线下观察其流动有无受阻,以及受阻的部位和形态,然后在病变部位摄片。脊髓碘水造影后也可行 CT 扫描,有助于诊断。

适应证:脊髓压迫征,如脊髓肿瘤、椎间盘脱出、椎管狭窄、慢性粘连性蛛网膜炎等,但椎管造影有较多的不良反应,如疼痛和原有的症状加重等。目前已基本被 MRI 技术取代。

2. 脊髓血管造影　将含碘的水溶性造影剂注入脊髓的动脉系统,显示血管分布的情况,称为动脉血管造影,有助于诊断脊髓血管畸形和脊髓动静脉瘘等。

适应证:脊髓血管性病变;部分脑蛛网膜下腔出血而脑血管造影阴性者;了解脊髓肿瘤与血管的关系;脊髓富血性肿瘤的术前栓塞;脊髓血管病变的复查。

禁忌征:对碘过敏者;有严重出血倾向或出血性疾病者;有严重心、肝或肾功能不全者;有严重高血压或动脉粥样硬化者。

三、电子计算机体层扫描

(一) 电子计算机体层扫描(computerized tomography, CT)

CT 可清晰的显示不同平面的脑实质、脑室和脑池的形态和位置等图像。CT 诊断的原理是利用各种组织对 X 线的不同吸收系数,通过电子计算机处理得到图像。目前快速高分辨率 CT 扫描层厚可以薄至 1mm,可以更清楚地显示微小病变。对 X 线吸收高于脑实质则表现为增白的高密度阴影,如钙化和脑出血等;对 X 线吸收低于脑实质则表现为灰黑色的低密度阴影,如坏死、水肿、囊肿及脓肿等。CT 是确诊脑出血的首选检查。早期血肿在 CT 上表现为圆形或椭圆形的高密度影,边界清楚。可准确显示出血的部位、大小、脑水肿情况及是否破入脑室等。另外常规 CT 主要用于颅内血肿、脑外伤、蛛网膜下腔出血、脑梗死、脑肿瘤、脑积水、脑萎缩、脑炎症性疾病及脑寄生虫病(如脑囊虫)等的诊断。有的病变可通过静脉滴注造影剂(甲泛葡胺或泛影葡胺)增强组织密度,提高诊断的阳性率。

(二) CT 血管成像(computerized tomography angiography, CTA)

CTA 指静脉滴注含碘造影剂后,经计算机对图像进行处理后,可以三维显示颅内血管系统,可以部分 DSA 检查取代。CTA 可清楚显示 Willis 动脉环,以及大脑前、中、后动脉及其主要分支,可为脑血管病变提供重要的诊断依据,见图 2-1-2。

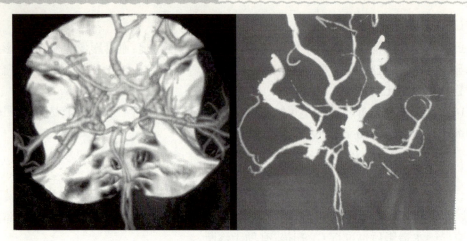

图 2-1-2 正常人的 CTA 表现

四、磁共振成像

(一) 磁共振成像(magnetic resonance imaging, MRI)

MRI 与 CT 比较,MRI 可以提供多方位和多层面的解剖学信息,图像清晰度高,没有电离辐射,对人体无放射性损害;不出现颅骨的伪影;不需要造影剂可清楚地显示冠状、矢状和横轴三位像;可清晰地观察到脑干及后颅窝病变的形态、位置、大小及其与周围组织结构的关系;对脑灰质与脑白质可以产生明显的对比度,因此常用于诊断脱髓鞘疾病、脑变性疾病和脑白质病变等。对于急性颅脑损伤、颅骨骨折、钙化病灶及出血性病变急性期等,MRI 检查不如 CT 敏感,见图 2-1-3。

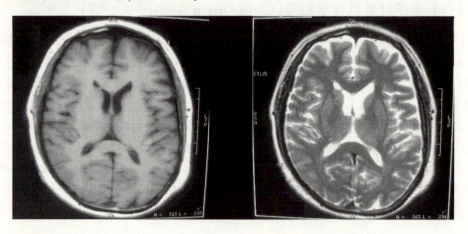

图 2-1-3 正常人 MRI 表现(左 T_1WI 右 T_2WI)

MRI 广泛应用于脑血管疾病、脱髓鞘疾病、脑白质病变、脑肿瘤、脑萎缩、颅脑先天发育畸形、颅脑外伤、各种原因所致的颅内感染及脑变性病的诊断和鉴别诊断。MRI 显示脊髓病变更为优越,对脊髓病变的诊断具有明显优势,常用于脊髓肿瘤、脊髓空洞症、椎间盘脱出、脊椎转移瘤和脓肿等的诊断。

注意事项:体内有金属置入物如假牙、脑动脉瘤手术放置银夹、安装心脏起搏器的患者均不能使用 MRI 检查。

(二) 磁共振成像血管造影(magnetic resonance angiography, MRA)

MRA 是基于 MR 成像平面血液产生的"流空效应"而开发的一种磁共振成像技术。在不使用对比剂的情况下,通过抑制背景结构信号将血流分离出来,单独显示血管结构,可显示成像范围内所有血管,也可显示侧支血管。MRA 的优点是:不需插管方便省时,无放射损伤及无创性。缺点:空间分辨率差,不及 CTA 和 DSA;信号变化复杂,易产生伪影,对细小血管显示差。临床主要用于颅内动脉瘤、脑血管畸形、大血管闭塞和静脉窦闭塞等的诊断。

第四节 神经系统电生理检查

脑电图和脑电地形图

(一) 脑电图(EEG)

EEG 是脑生物电活动的检查技术,通过测定脑自发的有节律的生物电活动以了解脑功能状态,是发现脑电活动异常有效、客观的手段,见图 2-1-4。

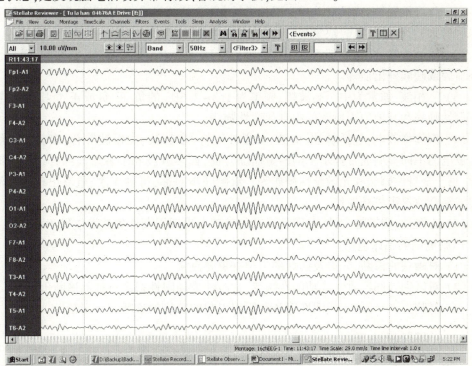

图 2-1-4 正常人的 EEG

1. 正常脑电图

(1) 正常人清醒脑电图

1) 在清醒、安静和闭眼放松状态下,脑电的基本节律为 8~12Hz 的 α 节律,波幅为 20~100μV,主要分布在枕部和顶部。

2) β 活动的频率为 13~25Hz,波幅为 5~20μV,主要分布在额叶和颞叶。

3) 部分正常人在大脑半球前部可见少量 4~7Hz 的 θ 波。

4) 频率在 4Hz 以下为 δ 波,清醒状态下的正常人几乎没有该节律波,但入睡可出现,而且由浅入深逐渐增多。

5) 频率为 8Hz 以下的波称为慢波。

(2) 儿童脑电图:与成人不同的是以慢波为主,随着年龄的增加,慢波逐渐减少,而 α 波逐渐增多,14~18 岁接近于成年人脑电波。

(3) 睡眠脑电图:根据眼球运动可分为

1) 非快速眼动相或慢波相(NREM):①第 1 期困倦期,由清醒状态向睡眠期过渡阶段,α 节律逐渐消失,被低波幅的慢波取代;在顶部可出现短暂的高波幅双侧对称的负相波称为 V 波;②第 2 期浅睡期,在低波幅脑电波的基础上出现睡眠纺锤波(12~14Hz);③第3、4 期深睡期,第 3 期在睡眠纺锤波的基础上出现高波幅慢波(δ 波),但其比例在 50% 以下;第 4 期睡眠纺锤波逐渐减少至消失,δ 波的比例达 50% 以上。

2) 快速眼动相(REM):以低波幅 θ 波和间歇出现的低电压 α 波为主的混合频率的电活动。

2. 常见异常脑电图

(1) 弥漫性慢波:背景活动为弥漫性慢波,最常见的异常表现,无特异性。可见于各种原因所致的弥漫性脑病、缺氧性脑病、脑炎、中枢神经系统变形病、脱髓鞘性脑病等。

(2) 局灶性慢波:是局部脑实质功能障碍所致。见于局灶性癫痫、脑脓肿、局灶性硬膜下血肿或硬膜外出血等。

(3) 三相波:通常为中至高波幅、频率为 1.3~2.6Hz 的负-正-负或正-负-正波。主要见于肝性脑病和其他原因所致的中毒代谢性脑病。

(4) 癫痫样放电:包括棘波、尖波、棘慢波综合、多棘波、尖慢波综合、多棘慢波综合等。放电的不同类型通常提示不同的癫痫综合征,如多棘波和多棘慢波综合通常伴有肌阵挛,见于全身性癫痫和光敏感性癫痫等。双侧同步对称、每秒 3 次、重复出现的高波幅棘慢波综合波提示失神发作。

(5) 弥漫性、周期性尖波:弥漫性活动的基础上出现周期性尖波发放见于脑缺氧。

3. 脑电图的临床应用

(1) 对癫痫的诊断、分类及病灶的定位有重要意义。

(2) 对区别脑部器质性或功能性病变、弥漫性或局限性损害有辅助诊断价值。

(3) 对脑炎、中毒性或代谢性等各种原因引起的脑病的诊断有一定帮助。

(二) 视频脑电图

1. 简介　视频脑电图是脑电图与视频录像技术的结合,具有记录患者脑电变化,同时又能记录患者表情和肢体动作改变的现代检测技术。该仪器自动记录患者在检查过程中的所有脑电及肢体动作变化,通过脑电软件分析来确定脑电变化与肢体变化之间的相关性,见图2-1-5。

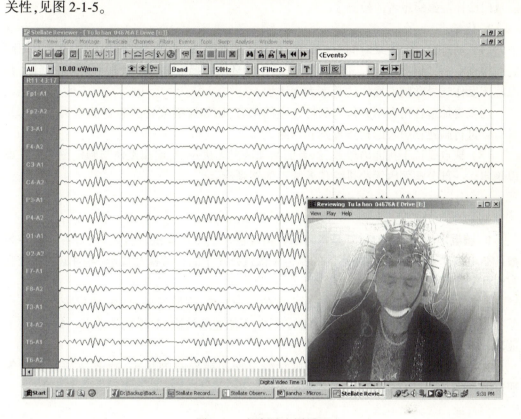

图 2-1-5　视频脑电图界面

2. 优点

(1) 通过延长监测时间大大提高阳性率,有利于癫痫的正确诊断。

(2) 根据视频脑电详细监测和分析可以将异常病例严格分型,有助于癫痫正确分型,并指导临床用药。

(3) 可分辨假性发作,有助于发作性疾病临床鉴别诊断,避免产生假性难治性癫痫。

(4) 抗干扰性能强,利用数码录像设备录下患者活动情况,患者本人活动、发病情况与脑电图在时间上是高度同步的。对于小儿或不合作的患者特别适用,故视频脑电监测有助于鉴别伪差。

(5) 长时间监测脑电患者容易进入浅睡眠期,许多患者在睡眠中比清醒时容易出现癫痫样放电波。

(6) 视频脑电图有助于婴幼儿发作性疾病的鉴别和诊断,并且阳性率非常高。

(三) 动态脑电图

1. 简介　动态脑电图(脑电 Holter)可以记录 1 小时到 24 小时的长程脑电,可同时记录心电、呼吸、SPO2、眼动、腿动信号。记录盒小巧便于携带，脑电信号被记录在芯片上，记录完毕后取下芯片插入主机可以直接储存及处理记录。适合于危重患者的脑电分析，以及门诊怀疑癫痫患者的检测。

2. 优缺点

（1）动态脑电图记录时间更长，可以记录 1 小时到 24 小时的长程脑电。患者不用固定在检查室，可以自由活动。能在接近正常生活环境下捕捉到各种状态下的脑电活动，获取临床发作和异常脑电发作的几率大大增加。

（2）更加适合用在不方便来到检查室的患者，比如瘫痪或昏迷患者的床头监测。并且可以进行脑死亡患者的初步鉴别和诊断。

（3）缺点是抗干扰能力较差，患者的活动情况无法录像，癫痫发作与脑电图的关系难以确定。一部分病例因无法排除伪差故不能够确诊。

（四）脑电地形图

1. 脑电地形图（BEAM） 是指将脑电信号输入电子计算机进行处理，对各导联各频段的脑电波功率值分析后，用不同的颜色图像进行显示的一项检查技术，可对脑电信号进行时间和空间的定量分析。

2. 优点 将大脑的功能变化与形态定位结合起来，图像直观、形象、定位较准确。

3. 缺点 不能反映脑电波形出现的方式，不能连续检测，对识别伪差有一定困难，不能取代常规脑电图。

4. 在基层医院临床主要用于脑血管病早期功能异常的显示、疗效及预后评价等研究。

第五节 肌 电 图

概念：狭义是指同心圆针电性极插入肌肉记录的肌肉安静状态和不同程度收缩状态下的电活动。广义指记录肌肉在安静状态、不同程度收缩及刺激周围神经时各种电生理特性的技术包括神经传导速度、重复神经电刺激、单纤维肌电图等。常规 EMG 检查适应证为脊髓前角细胞及其以下病变（神经系统变性病）、周围神经病变（周围神经炎、单神经炎等）、肌肉疾病（炎症性疾病、肌营养不良等）、神经-肌肉接头疾病（重症肌无力）等。

（一）EMG 检查的步骤及正常所见

1. 肌肉静息状态 包括插入电位和自发电位。插入电位是针电极插入肌肉时所引起的电活动；自发电位指终板噪声和终板电位，前者指插入肌肉后一过性的出现不同于正常肌肉电活动的声音，后者指插入肌肉后出现的较高波幅电位常伴有疼痛，动针后疼痛消失。

2. 肌肉轻用力收缩状态 具有诊断意义，测定运动单位电位的波幅、时限、多相波百分比及波形，不同部位的肌肉有不同的正常值范围。

3. 肌肉重用力收缩状态 观察募集现象，指肌肉在重用力收缩时运动单位的多少及发放频率的快慢。重用力收缩肌肉时原已发放的运动单位频率加快,肌电图呈干扰相,为许多密集的相互重叠难以分辨基线的运动单位电位。

(二) 异常 EMG 及意义

1. 插入电位改变　插入电位减少或消失见于严重肌萎缩、肌肉纤维化、脂肪组织浸润和肌纤维兴奋性降低等;插入电位增多或延长见于神经源性和肌源性损害。

2. 异常自发电位

(1) 纤颤电位:失神经支配肌纤维运动终板对乙酰胆碱敏感性增高引起去极化,或失神经支配肌纤维静息电位降低导致自动去极化产生的动作电位,见于神经源性和肌源性损害。

(2) 正锐波:产生机制及临床意义同纤颤电位,波形为静息状态下形状似"V"字形,见于神经源性和肌源性损害。

(3) 束颤电位:运动单位电位支配的肌纤维自发放电,常见于前角细胞损害。

(三) 肌强直电位

肌肉自主收缩或受刺激后出现的节律性电位(飞机俯冲或摩托车减速声音),见于肌强直。

(四) 异常运动单位动作电位

1. 神经源损害　运动单位动作电位时限增宽波幅增高和多相波百分比增加见于脊髓前角细胞病变、神经根病变和周围神经病变。

2. 肌源性损害　时限缩短、波幅降低和多相波百分比增高,见于肌营养不良、炎症性肌病等肌源性损害。

(五) 重用力收缩募集电位异常

1. 单纯相和混合相　前者是肌肉重用力收缩时参加发放的运动单位数量明显减少,表现为单个独立电位;后者表现为单个独立电位和部分难以分辨的电位同时存在,见于神经元性损害。

2. 病理干扰相　重用力收缩时参与募集的运动单位数量明显增加,表现低波幅,见于肌源性损害。

(六) 神经传导速度

评定周围神经运动和感觉传导功能的诊断技术,通常测定运动神经传导速度(MCV)、感觉神经传导速度(SCV)和 F 波。

异常的神经传导速度及临床意义

1. 主要异常是传导速度减慢和波幅降低,前者反映髓鞘损害,后者反映轴索损害。神经传导速度测定主要用于周围神经病诊断,结合肌电图可鉴别前角细胞、神经根、周围神经和肌源性损害等。

2. F波异常通常提示周围神经近端损害,补充运动神经传导速度的不足。

(七) 肌电图测定的临床意义

诊断及鉴别诊断:神经元性损害、肌源性损害、神经肌肉接头病变、运动神经元病。

(八) 神经重复电刺激

神经重复电刺激是超强重复刺激神经干在相应肌肉记录复合肌肉运动电位,是检测神经肌肉接头功能的重要手段,见于突触后膜病变如重症肌无力、肌无力综合征(Lambert-Eaton),表现为刺激后波幅递减。

第六节 多普勒超声

一、经颅多普勒超声(TCD)

(一) 原理

通过多普勒效应使超声波作用于血管内流动的红细胞,经计算机进行快速傅利叶转换函数处理实时计算出红细胞的运动速度及运动状态,由此检测到颅内和颅外血管深度、血流方向、血流速度、脉动指数和频谱形态等。

(二) 临床应用

在临床上,TCD主要用于下列疾病的辅助诊断:

1. 颅外血管狭窄或闭塞 收缩期血流速度大于120cm/s,频谱紊乱有涡流杂音,可能存在颅外血管狭窄。血管闭塞时,在该部位检测不到血流。严重狭窄或闭塞时,可有侧支循环建立。TCD对颈内动脉严重狭窄或闭塞时侧支循环的判断:前交通动脉开放(同侧大脑前动脉反向,对侧大脑前动脉代偿性增高,压迫对侧颈总动脉后同侧大脑中动脉血流速度下降);后交通动脉开放(同侧大脑后动脉和椎基底动脉血流速度均增快);颈外到颈内通过眼动脉侧支循环形成(同侧眼动脉反向)。锁骨下动脉狭窄时:根据同侧椎动脉血流方向正常、部分反向或完全反向可判断是否存在锁骨下动脉盗血综合征(SSS)以及盗血程度;根据对侧椎动脉血流速度和频谱形态、基底动脉血流频谱形态以及对患侧束臂试验的反应,可以判断椎锁骨下动脉的盗血通路。

2. 颅内血管狭窄或闭塞 大脑中动脉收缩期血流速度>(140~160cm/s)或平均血流速度>(80~120cm/s),大脑前动脉收缩期血流速度>120cm/s,大脑后动脉和椎基底动脉收缩期血流速度>100cm/s,伴血流频谱紊乱,有涡流、杂音,两侧不对称超过对侧20%,提示该被检血管狭窄。经颞窗能检测到大脑前和大脑后动脉,但唯独检测不到大脑中动脉或大脑中动脉血流速度明显低于大脑前和大脑后动脉时,提示可能有大脑中动脉闭塞。TCD对其他颅内血管闭塞诊断特异性不高。(注意:由于狭窄程度小于50%时不引起血流动力学改变,因此,TCD判断血管狭窄时通常是程度已超过50%的狭窄。)

3. 动静脉畸形和动静脉瘘供血动脉的 TCD 判断　TCD 常规检查可以发现大的动静脉畸形和动静脉瘘，典型表现为：①供血动脉内有高速血流；②血流层流状态受到破坏，血流紊乱，涡流形成，可以听到粗糙的血管杂音；③血管搏动性减小，脉动指数降低。供血动脉血流速度增高的程度与血管畸形的关系密切，血管床越大，血流速度越快。另外，血流速度越快提示该血管与畸形血管床的关系越密切。脉动指数在判断供血动脉与畸形血管的关系上也很有帮助，脉动指数越小说明与畸形血管的关系越密切。脉动指数为 0.5 左右提示该血管与畸形血管有关；0.45~0.4 说明与畸形血管床的关系很密切；≤0.40 说明该血管为畸形血管的专门供血动脉。介入治疗或手术后供血动脉发生变化，手术前后比较供血动脉的血流速度和脉动指数有助于对手术效果的评价。

4. 脑血管痉挛　蛛网膜下腔出血是导致脑血管痉挛最常见的原因。TCD 可代替脑血管造影通过血流速度的变化、脉动参数的变化及血流杂音等检测是否存在脑血管痉挛。TCD 的随访观察对评价蛛网膜下腔出血的预后很有意义。

5. 脑动脉血流中微栓子的监测　TCD 可以监测到在脑血流中经过的固体颗粒（血栓、血小板聚集和粥样斑块）或气体颗粒，这些颗粒在血流背景信号中产生特殊的多普勒高信号。微栓子信号具有以下特点：

(1) 短时程<300mm。

(2) 信号比强度背景≥3dB。

(3) 单方向出现在频谱中。

(4) 伴有尖锐的鸟鸣音。

(5) 应用双深度探头检测时在双深度之间有时间差。

在具有潜在心脏源性栓塞疾病，如房颤、瓣膜性心脏病、房间隔缺损和卵圆孔未闭等。在潜在动脉栓塞源性疾病如颈动脉狭窄、颈内动脉夹层动脉瘤、颈内动脉内膜剥脱术（术前、术中和术后）、椎动脉狭窄、颅内大血管狭窄以及血管检查或介入治疗患者（脑血管造影、经皮血管内成形术等），都可能在脑动脉中检测到微栓子信号。

6. 颅内压增高和脑死亡　随着颅内压的不断升高，TCD 血流频谱发生一系列改变，血流速度逐渐降低，脉动指数逐渐增高。当颅内压力接近舒张血压时，TCD 频谱中舒张期末期的血流开始消失；当颅内压力继续增高超过舒张期血压，舒张期血流复现，但方向相反为"振荡波"；当颅内压继续增高达到和超过收缩压时，已经很难有血流进入到脑循环中，TCD 表现为收缩早期针尖样血流（钉子波）；当颅内压继续增高，针尖样血流越来越小，最终在颅底大血管检测不到血流。振荡波、钉子波或无血流信号也是颅内血流停止脑死亡的特征性改变。

二、颈动脉彩色多普勒超声

（一）原理

颈部血管超声可客观检测和评价颈部血管的结构、功能状态或血流动力学的改变。对颈部血管病变，特别是缺血性脑血管病疾病的诊断具有重要的意义。包括二维图像、彩色多普勒血流显像及脉冲多普勒频谱分析等功能。最常检测的血管包括双侧颈总动脉、颈内动脉、颈外动脉、椎动脉和颈内静脉等。

(二) 临床应用

1. 颈部血管动脉粥样硬化　表现为内膜增厚、斑块形成、血管狭窄或闭塞等,还可计算血管狭窄的程度。

2. 先天性颈内动脉肌纤维发育不良　动脉管径表现为不规则的狭窄、内膜和中膜结构不清,管腔内血流充盈不均呈"串珠样"改变。

3. 颈动脉瘤　根据动脉瘤的病理基础和结构特征可分为真性动脉瘤、假性动脉瘤和夹层动脉瘤。后者血管分成真假两个腔,真腔内血流正常或轻度紊乱,假腔内血流紊乱或有血栓形成。

4. 大动脉炎　表现为局限性或普遍性管壁增厚,管腔狭窄,动脉内膜和中膜的结构融合,外膜表面粗糙等,单钙化性斑块较少见,诊断应结合临床。

5. 锁骨下动脉盗血综合征　通常可见锁骨下动脉或无名动脉起始部狭窄或闭塞,导致病变远端肢体血液供应障碍,可伴有异常的血流动力学改变,特别是颅内缺血的表现。

第七节　放射性核素检查

一、单光子发射计算机体层扫描(SPECT)

单光子发射计算机体层扫描是利用发射 γ 光子的核素成像的放射性核素体层显像技术。

临床意义:

1. 了解脑血流和脑代谢。

2. 对颅内占位性病变诊断的阳性率一般为 80% 左右,尤其是脑膜瘤及血管丰富的或恶性度高的脑瘤,阳性率可达到 90% 以上。

3. 对急性脑血管病癫痫、帕金森病和痴呆的分型及脑生理功能的研究也有重要的价值。

二、正电子发射计算机体层扫描(PET)

正电子发射计算机体层扫描是利用 $β^+$ 衰变核素成像的放射性核素体层显像技术。是近年来应用于临床的一种无创性的探索人脑生化过程的技术。

临床意义:

1. 用于脑肿瘤的分级,预后判断,肿瘤组织与放射性坏死组织的鉴别。

2. 癫痫病灶的定位。癫痫发作期表现癫痫灶的代谢增加,而在癫痫发作间歇期表现为代谢降低,其准确率可达到 80%,对手术前原发性癫痫的病灶定位具有重要的意义。

3. 帕金森病的早期诊断,特别是对于早期和症状较轻的未经治疗的帕金森病可见到基底核高代谢,单侧帕金森病有对侧基底核高代谢,有助于与帕金森综合征的鉴别诊断。

4. 各种痴呆的鉴别,特别对血管性痴呆和 AD 的鉴别更有意义。
5. 脑梗死的早期有助于可逆性脑缺血和不可逆性组织损伤的鉴别。
6. 用于脑功能的研究如脑内受体、递质、生化改变及临床药理学研究等。

第八节 脑、神经和肌肉活组织检查

脑、神经和肌肉活组织检查的主要目的是为了明确病因,而且能得出特异性的诊断,也可以通过病理检查的结果进一步解释临床和神经电生理的改变。活组织检查受取材的部位、大小和病变分布的限制,即使病理结果可以是阴性的,也不能排除诊断。

一、脑活组织检查

脑活组织检查是通过脑的局部组织病理检查,达到帮助诊断的目的。

脑活检主要用于疑诊为亚急性硬化性全脑炎,遗传代谢性脑病如脂质沉积病、黏多糖沉积病和脑白质营养不良等,Alzheimer 型老年性痴呆,Creutzfeld-Jakob 病、Canavan 病和 Alexander 病,以及经 CT 或 MRI 检查证实的占位性病变,但性质不能肯定者等。但脑活检毕竟是一种创伤性检查,有可能造成功能障碍等严重后果,因此必须权衡利弊后再作决定,特别是脑功能区更应慎重。

二、神经活组织检查

神经活组织检查有助于周围神经病的病因诊断和病变程度的判断。最常用的取材部位是腓肠神经,原因是该神经走行表浅、易于寻找和后遗症轻微(仅为足背外侧皮肤麻木或感觉丧失)。其他的神经活检取材部位还有腓浅神经的分支等。

神经活检可观察到神经组织的纤维密度和分布情况,髓鞘有无脱失,轴索变性和再生情况。了解周围神经损害的程度和性质;神经间质是否存在炎性反应和新生血管等。电镜超微结构观察可了解线粒体的功能状态以及有无糖原颗粒和脂肪滴增多等。

神经活检的适应证是各种原因所致的周围神经病,儿童的适应证还可包括异染性白质营养不良、肾上腺脑白质营养不良和 Krabbe 病等。

神经活检的临床意义在于发现一些特异性改变,是目前其他检查所不能取代的手段。可帮助诊断血管炎如结节性多动脉炎、原发性淀粉样变形、麻风性神经炎、多葡聚糖体病、蜡样脂褐质沉积病、恶性血管内淋巴瘤及某些遗传代谢性周围神经病。还可帮助鉴别以髓鞘脱失为主的周围神经病(如吉兰-巴雷综合征)和以轴索损害为主的周围神经病(如糖尿病性周围神经病和酒精中毒性周围神经病)等。

三、肌肉活组织检查

肌肉活组织检查有助于进一步明确肌肉病变的病因和程度,并可鉴别神经源性和肌源性肌萎缩。主要用于多发性肌炎、皮肌炎、包涵体肌炎、进行性肌营养不良、先天性肌病、脊髓性肌萎缩、代谢性肌病和线粒体脑肌病、内分泌肌病和癌性肌病等的诊断。肌肉活检的最后结论应参考病史特别是家族遗传史、临床特点、血清肌酶谱的测定和肌电图检查结果。

最常作为活检的肌肉有股四头肌、三角肌、肱二头肌和腓肠肌等。通常选择临床和神经电生理均受累的肌肉但应避免在肌电图检测部位附近取材。慢性进行性病变时应选择轻、中度受累的肌肉,而急性病变时应选择受累较重甚至伴有疼痛的肌肉。切忌选择严重萎缩的肌肉。

常规组织学检查可帮助鉴别神经元性损害和肌源性损害,提供肌纤维坏死、再生、肌浆糖原聚集和结缔组织淋巴细胞浸润等,有助于皮肌炎、多发性肌炎和包涵体肌炎的诊断。组织化学染色,可测定肌肉中各种酶的含量,有助于糖原沉积病等诊断。免疫组化染色可标记抗肌萎缩蛋白及相关蛋白、淋巴细胞亚群和免疫球蛋白等,Duchenne 型肌营养不良患者中 Dystrophin 缺乏,线粒体脑肌病可发现线粒体 DNA 的异常等。

虽然肌肉病理对不同原因肌肉病的诊断可提高重要的客观依据,但因受取材和方法学等方面的限制,最后诊断仍需结合家族史,临床表现和其他实验室检查的结果。

第二章 神经病学诊疗常规

一、三叉神经痛

三叉神经痛是一种病因不明的三叉神经分布区内突发突止、短暂的反复发作的剧烈疼痛,又称为原发性三叉神经痛。

【病史采集】

要注意询问:患者年龄、疼痛分布范围、持续时间、周期性、有无扳机点、痛性抽搐、面部发红、皮温增高、结合膜充血、流泪等。

【体格检查】

神经系统检查一般无阳性体征。

【诊断与鉴别诊断】

根据疼痛的部位、性质、面部扳机点及神经系统无阳性体征,一般诊断不难。

鉴别诊断:继发性三叉神经痛、牙痛、舌咽神经痛、蝶腭神经痛、鼻窦炎。

【治疗】

原发性三叉神经痛应首选药物治疗,有人认为三叉神经痛是一种周围性癫痫样放电,可选用抗癫痫药物治疗。

1. 抗癫痫药物 卡马西平、苯妥英钠、氯硝西泮。
2. 大剂量维生素 B_{12}。
3. 封闭疗法。
4. 经皮半月神经节射频电凝疗法。
5. 手术微血管减压术或神经鼻睫根切断术。

二、特发性面神经麻痹

此病又称为贝尔麻痹,是原因不明确最常见的面神经周围性瘫痪。

【病史采集】

注意要询问:是否是急性起病。有无单侧性耳后乳突区、耳区或下颌角的疼痛。有无一侧表情肌完全性瘫痪注意额纹是否消失,眼裂扩大,鼻唇沟及口角是否对称,鼓腮试验等。有无病侧舌前 2/3 味觉丧失、听觉过敏、耳郭和外耳道感觉减退,外耳道或鼓膜出现疱疹。

【诊断与鉴别诊断】

根据急性起病的周围性面瘫即可诊断,但需与下列疾病鉴别:吉兰-巴雷综合征、中耳炎、迷路炎、乳突炎等并发的耳源性面神经麻痹,颅后窝的肿瘤或脑膜炎引起的周围性面瘫。

【治疗】

特发性面神经麻痹的治疗原则是改善局部血液循环,减轻面神经水肿,缓解神经受压,促进功能恢复。

1. 皮质类固醇激素治疗。
2. 维生素 B 族药物。
3. 理疗。
4. 康复治疗。
5. 手术疗法。
6. 预防眼部合并症。

三、急性炎症性脱髓鞘性多发性神经病

此病是以周围神经和神经根的脱髓鞘以及炎性渗出为主的自身免疫性疾病。

【病史采集】

注意要询问:有无病前 1~4 周胃肠道或呼吸道感染症状或疫苗接种史。要注意患者症状的对称和进展快慢,是否为急性或亚急性起病,并要注意有无大小便功能障碍,有无自主神经症状。

【体格检查】

有无周围性面瘫、延髓麻痹,有无四肢周围性瘫痪及呼吸肌麻痹,有无肢体感觉异常、感觉缺失肌肉痛,有无神经根刺激症状。

【辅助检查】

1. 腰穿查脑脊液常规生化,有无脑脊液蛋白细胞分离。
2. 肌电图:早期 F 波或 H 反射延迟,神经传导速度(NCV)减慢对 GBS 的诊断及确定原发性脱髓鞘很重要。

【诊断及鉴别诊断】

诊断可根据病前 1~4 周有感染史,急性或亚急性起病,四肢对称性弛缓性瘫,可有感觉异常、末梢型感觉障碍、脑神经受累,常有脑脊液蛋白细胞分离。早期 F 波或 H 反射延迟、NCV 减慢、远端潜伏期延长及波幅正常等电生理改变。

鉴别诊断:低血钾型周期性瘫痪,脊髓灰质炎,急性重症全身型重症肌无力,肉毒中毒。

【治疗】

治疗主要包括辅助呼吸及支持疗法、对症治疗、预防并发症和病因治疗。

1. 辅助呼吸。
2. 对症治疗。

3. 预防长时间卧床的并发症
4. 病因治疗 血浆交换、静脉滴注免疫球蛋白、糖皮质激素。

四、急性脊髓炎

急性脊髓炎是由于感染或变态反应引起的脊髓非特异性炎症。

【病史采集】

注意要询问：发病年龄，有无病前上呼吸道感染，是否为急性起病，有无脊髓休克，有无肢体麻木无力、病变节段束带感或根痛，有无自主神经功能障碍（早期为大小便潴留，呈无张力性神经源性膀胱，随着脊髓功能的恢复→反射性神经源性膀胱）。

【体格检查】

早期为脊髓休克表现为截瘫肢体肌张力低、腱反射消失、病理反射阴性。恢复期肌张力逐渐增高，腱反射活跃，出现病理反射，肢体肌力由远端开始逐渐恢复呈中枢性瘫痪。病变节段以下所有感觉丧失，可在感觉消失平面上缘有一感觉过敏区或束带样感觉异常，感觉损害恢复较慢。

【特殊类型】

1. 上升性脊髓炎。
2. 脱髓鞘性脊髓炎，即急性多发性硬化(MS)脊髓型。

【辅助检查】

1. 腰穿 压颈试验通畅。脑脊液压力正常，白细胞数正常或增高，以淋巴细胞为主；蛋白含量正常或轻度增高，糖、氯化物正常。
2. 影像学检查 MRI 典型改变是病变部位脊髓增粗，病变节段髓内斑点状或片状长 T1、长 T2 信号，见幻灯片中 MRI 片。
3. 电生理检查 具有鉴别诊断的作用。

【诊断】

该病常急性或亚急性起病，症状较重，很快出现脊髓横贯性损害。脊髓 MRI 发现病变在髓内具有长 T1、长 T2，脊髓可有增粗，病变呈云片状。脑脊液检查压力正常，白细胞可轻度升高，蛋白可轻度升高或正常。

【鉴别诊断】

1. 急性硬脊膜外脓肿。
2. 脊柱结核及转移性肿瘤。
3. 脊髓出血。

【治疗】

1. 药物治疗 糖皮质激素、丙种球蛋白、抗生素、维生素 B 族、血管扩张剂、神经营养药。
2. 如有呼吸肌麻痹，须行气管切开，呼吸机辅助呼吸。

3. 加强护理,防止并发症。
4. 早期康复锻炼。

五、脊髓压迫症

脊髓压迫症是一组椎骨或椎管内不同组织病变压迫脊髓产生的一组综合征。

【病史采集】

注意要询问:病史中病情的首发症状,注意脊髓压迫症病情进展情况。有无神经根症状(病变刺激引起后根分布区自发性疼痛,用力、咳嗽、排便等胸、腹腔压力增加时可触发或加剧疼痛,体位改变可使症状减轻或加重)。肢体无力的发展过程,累及左右、上下的顺序。有无肌肉萎缩、肌纤维震颤等,有无躯干以及肢体的感觉改变。有无自主神经症状(括约肌功能障碍,病变在圆锥以上早期出现尿潴留和便秘,晚期出现反射性膀胱、马尾、圆锥病变出现尿便失禁)。既往病史有无肿瘤、炎症、脊柱外伤、脊柱退行性病变、先天性疾病病因。

【体格检查】

查肌张力、肌力、腱反射、病理征,有无感觉障碍临床表现(髓内病变早期为病变节段支配区分离性感觉障碍,髓外病变感觉障碍常自下肢远端开始向上发展至受压节段),有无脊膜刺激症状,有无尿潴留或尿失禁。

【辅助检查】

1. 脑脊液检查 注意蛛网膜下腔是否通畅、脑脊液蛋白含量增高,有无 Froin 征。
2. 影像学检查 脊柱 X 线片、MRI。

【诊断及鉴别诊断】

根据临床表现、压迫部位及病变性质、辅助检查进行诊断。

1. 与非压迫性病变的鉴别 急性脊髓炎、脊髓蛛网膜炎、脊髓空洞症。
2. 髓内、髓外硬膜内、硬膜外病变鉴别。

【治疗】

1. 尽快去除脊髓受压的病因,急性压迫力争在起病 6 小时内减压。
2. 根据病变性质选择治疗方案。
3. 积极进行康复治疗及功能锻炼。
4. 防止并发症。

六、脑血管疾病

脑血管疾病指脑血管壁本身的病变或者血液、血压的各种病理因素所引起的局限性或弥漫性脑功能缺损为表现的一组疾病的总称。它与心血管病、恶性肿瘤一同被称为三大致死性疾病。

（一）脑血管疾病的分类

【根据神经功能缺损持续时间】

1. 短暂性脑缺血发作-发病到神经系统功能损害恢复不超过 24 小时。
2. 脑卒中-发病到神经系统功能损害超过 24 小时。

【根据病情严重程度】

1. 小卒中。
2. 大卒中。
3. 脑腔隙性脑梗死。

【根据病理性质】

1. 缺血性卒中　脑血栓形成,脑栓塞,腔隙性脑梗死,分水岭梗死。
2. 出血性卒中　脑出血,蛛网膜下腔出血。

【根据临床表现】

1. 无症状的脑血管疾病。
2. 局限性脑功能障碍
（1）短暂性脑缺血发作
（2）脑卒中
Ⅰ．按病程分：①改善型；②恶化型；③稳定型。
Ⅱ．卒中的类型：①脑出血；②蛛网膜下腔出血；③动静脉畸形引起的颅内出血；④脑梗死：动脉粥样硬化血栓性脑梗死、心源性栓塞性脑梗死、腔隙性脑梗死、分水岭梗死。
3. 血管性痴呆。
4. 高血压脑病。

（二）脑血管病的病因和危险因素

【病因】

1. 血管壁病变。
2. 血流动力学的改变。
3. 心脏病。
4. 血液成分及血流流变学的改变。
5. 异物的刺激使血管痉挛。

【危险因素】

分为可干预及不可干预的危险因素。

1. 不可干预的有　年龄、性别、种族、遗传。
2. 可干预的有
（1）高血压。
（2）心脏病。

（3）糖尿病。
（4）TIA。
（5）吸烟、酗酒。
（6）高血脂、高血黏度。
（7）其他危险因素：活动少、超重、饮食、避孕、血液病等。

（三）脑血管病的临床表现

1. 起病突然，又叫脑卒中——"中风"。
2. 全脑表现：头疼，呕吐，意识障碍。
3. 局灶表现
（1）颈内动脉系统-三偏征，优势半球-失语。
（2）椎基动脉系统-交叉瘫，小脑征，视野的改变，眩晕，脑神经瘫。
4. 脑膜刺激征。

（四）脑血管病的诊疗常规

● 短暂性脑缺血发作（transient ischemic attack，TIA）

【病史采集】
要注意询问：发病年龄，发病时情况，是否有头痛、呕吐、意识改变、言语障碍、眩晕、复视、肢体无力以及持续时间，是否有高血压、糖尿病及心脏病病史。

【体格检查】
详细地进行神经系统检查。
发作期：TIA 患者很少在发作期来就诊，颈内动脉系统的 TIA 发作期常可以查到对侧单肢无力或轻偏瘫，可伴对侧面部轻瘫，眼动脉交叉瘫，Horner 征交叉瘫，失语症，对侧单肢或半身感觉异常，对侧同向偏盲等。椎-基动脉系统的 TIA 发作期可查到眼震，交叉性瘫痪，共济失调，眼外肌麻痹等。发作间期无神经系统阳性体征。

【辅助检查】
1. EEG 正常。
2. CT 正常，MRI 正常，部分病例如缺血超过 20 分钟时 MRI 弥散加权像可显示缺血灶。
3. SPECT。
4. DSA 或 TCD、MRA、CTA 可以发现血管的病理改变。

【诊断与鉴别诊断】
绝大多数 TIA 患者就诊时症状已消失，诊断主要依靠病史。诊断要点：
1. 多于 50 岁以上起病。
2. 有动脉硬化、高血压、糖尿病、冠心病、颈椎病病史。
3. 突然起病，从无症状到高峰不超过 5 分钟，通常少于 2 分钟。

4. 反复发作、每次发作神经症状相似，24 小时内完全恢复，不遗留神经功能缺损体征。

5. 定位症状和体征。

【鉴别诊断】

需要与癫痫部分性发作，梅尼埃综合征，偏头痛发作期，晕厥发作等疾病鉴别。

【治疗】

TIA 的治疗目的是消除病因，减少和预防复发，保护脑功能，对短时间内反复发作的病例应采取有效的治疗防治脑梗死的发生。

1. 病因治疗。

2. 预防性药物治疗。

(1) 抗血小板聚集剂。

(2) 抗凝药物。

3. 中医中药。

4. 血管扩张药。

5. 脑保护治疗 钙拮抗剂。

6. 去纤治疗 近期频发病例可用蛇毒制剂或蚓激酶制剂。

7. 特殊治疗

(1) 手术治疗包括：血管内膜剥脱术、血管成形或搭桥术。

(2) 介入（血管内支架植入术）。

- 脑血栓形成（cerebral thrombosis）

在脑血管本身病理变化的基础上形成栓子使某一个供血区域的脑组织缺血坏死（梗死）即脑血栓形成，是缺血性脑血管病最常见的类型。

【病史采集】

要注意询问：患者年龄，发病时的具体状态，首发症状，感觉为主还是运动为主，有无言语障碍、意识改变、眩晕、复视等，肢体无力以及持续时间。是否有高血压、糖尿病及心脏病病史。

【体格检查】

详细地进行神经系统检查。

颈内动脉系统的闭塞常可以查到对侧偏瘫，偏身感觉障碍，有时可以查到偏盲、病变在优势半球时出现失语等，椎-基动脉系统的闭塞可查到眼震，交叉性瘫痪，共济失调，眼外肌麻痹等。

【辅助检查】

1. 头颅 CT 24 小时内无明显的密度变化，24~48 小时逐渐出现低密度梗死灶。

2. MRI 在发病数小时内即有信号改变，呈长 T_1，长 T_2 信号，早期病灶检出率为 95%。

3. DSA 可以看到血管闭塞部位,可以排除其他血管源性病变。

4. 腰穿检查示 CSF 压力、常规及生化均无明显的改变。

5. TCD 示血管是否闭塞。

【诊断及鉴别诊断】

诊断:根据典型临床表现特点,结合辅助检查不难做出诊断。诊断要点:

1. 中老年人发病。

2. 有脑血管病的危险因素。

3. 安静或睡眠状态下发病者多见。

4. 明显的局灶症状体征而缺乏头痛、呕吐、意识障碍等全脑表现,局灶症状、体征闭塞的血管不同而异。

5. CSF 正常。

6. 相应的影像学改变。

鉴别诊断:需要和①脑出血;②脑栓塞;③颅内占位病变鉴别。

【治疗】

脑血栓形成急性期是神经内科的急症,时间就是生命,由于应用溶栓药、抗血小板药、抗凝药等治疗往往可取得较好的疗效,所以早期诊断和超早期治疗非常重要。

1. 一般治疗 主要是监测生命体征,减轻脑损害。

(1) 维持呼吸功能。

(2) 调整血压:血压>200/120mmHg,用硝酸甘油 25mg 加入 5% GS 500ml 中,以 10~100μg/分静点,使血压稳定在 170/100mmHg 为宜。

(3) 控制血糖:急性期不宜输高糖液体,空腹血糖高于 10mmol/L 时,应加用胰岛素。

(4) 控制体温。预防并发症:肺、泌尿系、褥疮、静脉血栓、口腔等。营养支持:鼻饲,每日静点量不超过 2500ml。

(5) 脱水剂的合理使用。

2. 再通复流治疗时血管扩张剂慎用。

溶栓治疗:应在起病 6 小时内进行。常用药物有尿激酶 25 万~100 万 U 加入5% GS 或生理盐水中静点,30 分钟~2 小时滴完。

Rt-PA 0.9mg/kg,总量<90mg,该药在发病 3 小时内进行较好。

溶栓治疗适应证:

(1) 年龄<75 岁。

(2) 无意识障碍,但椎-基底动脉系血栓除外。

(3) 收缩压<200mmHg 或舒张压<120mmHg。

(4) CT 除外颅内出血。

(5) 排除 TIA。

(6) 无出血性疾病史。

(7) 患者或亲属同意。

应在溶栓治疗的同时,滴注尼莫地平等脑保护剂。

3. 降纤治疗　降纤酶、巴曲酶、安克洛酶等。

4. 抗凝、抗血小板治疗。

5. 血液稀释治疗。

6. 脑保护治疗。

7. 中医中药。

8. 外科治疗。

● 脑栓塞(cerbral embolism)

颅外形成的各种栓子随血流进入颅内动脉使血管腔急性闭塞,引起相应供血区域脑组织缺血坏死(梗死)而产生的局限性脑功能障碍称为脑栓塞,临床上以心源性栓塞最为多见。

【病史采集】

要注意询问:患者年龄,发病的快慢,肢体瘫痪的程度和范围。有无意识障碍和言语改变、眩晕、复视、肢体无力以及持续时间,是否有高血压、糖尿病及心脏病病史,外伤史,生产史,甲亢病史等。尤其是年轻患者要注意仔细询问病史。

【体格检查】

详细地进行全身体格检查及神经系统检查,脑栓塞以颈内动脉系统的大血管闭塞最为多见,而且灶中出血(出血性梗死)的机会也较多,所以临床上以突然发作的偏瘫、偏身感觉障碍、偏盲、优势半球损害所致的失语等颈内动脉系统缺血的局灶性症状体征出现的同时伴有头痛、呕吐及意识障碍等全脑表现。脑栓塞是心源性疾病的并发症之一,所以心脏检查时可以发现相关的异常。有时可以发现身体其他部位的栓塞,如股动脉、肾动脉的栓塞。

【辅助检查】

1. 影像学检查　头颅 CT 和 MRI 检查可以发现梗死部位、范围、灶边水肿和灶中出血。

2. CSF 检查　大面积梗死可以使脑压增高,出血性梗死时出现血性 CSF 或镜下红细胞,炎性栓子闭塞时白细胞增多,脂肪栓塞 CSF 可见脂肪滴。

3. 心电图　作为常规检查,可以发现心律失常如房颤、心肌梗死等。

4. 其他　如胸片、超声心动图心肌酶谱等检查有助于诊断及确定栓子来源。

【诊断及鉴别诊断】

诊断:根据典型临床表现特点,结合辅助检查不难做出诊断。诊断要点:

1. 青壮年多见。非风湿性心房颤动所致者,多见于 65 岁以上的老年人。

2. 起病急剧,数秒钟至数分钟达高峰。

3. 多有心脏病病史。

4. 90% 为大脑中动脉血栓,椎-基底动脉系统少见。

5. 10% 患者有癫痫发作。

6. 50%~60% 有意识障碍,但持续时间较短。

7. 神经系统的定位体征 偏瘫、偏身感觉障碍、视野缺损、失语等。
8. 相关的辅助检查。

鉴别诊断：需要和脑出血，脑血栓形成进行鉴别。

【治疗】

治疗包括两个部分，即脑部和原发病的治疗，脑部的治疗与血栓形成基本相同，但要注意：

1. 中动脉主干栓塞应及早溶栓，如发现出血应严格掌握适应证。
2. 感染性栓塞禁用溶栓或抗凝治疗，以免扩散。
3. 心源性或反复发病者应长期抗凝治疗。
4. 脂肪栓塞可用 5%碳酸氢钠溶液，或 10%乙醇溶液 250ml、静脉滴注，2 次/日。
5. 补液、脱水治疗中注意保护心功能。
6. 积极治疗原发病。

- 腔隙性脑梗死

腔隙性脑梗死是指因长期高血压所致的小动脉和微小动脉硬化特别是脑深部白质及脑干穿通动脉管壁透明变性、纤维素坏死等，病变血管闭塞，导致缺血的小梗死灶，因坏死和液化脑组织由吞噬细胞移走形成腔隙。

【病史采集】

要注意询问：患者年龄，发病时情况，神经系统损害的程度和范围、症状、持续时间和缓解方式，是否有高血压、糖尿病及心脏病等相关危险因素。

【体格检查】

详细地进行神经系统检查，腔隙性脑梗死的表现多种多样，有 20 多种临床综合征，但临床症状较轻。以下四种的临床类型最为常见，通过神经系统检查可以发现相应的体征。

1. 纯运动型轻偏瘫 通常因内囊后肢病变所致。
2. 纯感觉性卒中 较常见，因内囊后肢、丘脑腹后核、放射冠区及延髓背外侧病灶所致。
3. 共济失调性轻偏瘫 由对侧脑桥基底部上 1/3 与下 2/3 交界处、内囊后肢及偏上处影响锥体束及皮层-小脑联络纤维所致。
4. 构音障碍-手笨拙综合征 是因为基底动脉旁中线支病变引起脑桥基底部上部梗死所致。

【辅助检查】

1. CSF 正常。
2. 脑电图正常。
3. 影像学头颅 CT 和 MRI 可以发现皮质下白质内单个或多个小的腔隙性梗死灶。

【诊断与鉴别诊断】

诊断要点：无统一的诊断标准，但以下可以作为参考：

1. 中老年人发病。
2. 长期高血压病史。
3. 神经缺损症状符合腔隙综合征,较轻微,恢复快。
4. CSF,脑电图正常。
5. 头颅 CT 和 MRI 可以发现皮质下白质内单个或多个小的,与神经功能缺损一致的病灶。

鉴别诊断:需要和 TIA、少量脑出血、脑内猪尾囊蚴病炎症、转移瘤等鉴别。

【治疗】

目前,尚无有效的治疗方法,但临床上仍用以下的措施对本病进行预防和治疗,并有一定的效果。

1. 有效控制高血压和各种类型脑动脉硬化可减少腔隙性卒中可能性,是预防本病的关键。
2. 适当应用扩血管药物及活血化瘀类中药对神经功能恢复可有益处。
3. 控制吸烟、糖尿病和高脂血症等可干预危险因素。
4. 抗血小板及抗凝药物治疗。

● 脑出血 (intracerebral hemorrhage)

脑出血指原发性非外伤性脑实质内出血,占全部脑卒中 20%~30%。

高血压是常见原因,其次为动脉硬化,此外先天性动脉瘤,脑动静脉畸形,淀粉样脑血管病,动脉炎,血液病,溶栓、抗凝治疗,颅内肿瘤也可以引起脑出血。

【病史采集】

要注意询问:患者年龄,性别,病情的进展情况,发病时情况,血压的波动情况。是否有情绪激动、剧烈运动等。是否有头痛、呕吐、意识改变,是否有高血压、糖尿病及心脏病病史,外伤史。

【体格检查】

详细地进行神经系统检查。

脑出血在脑内任何部位都可以发生,以内囊基底节区出血最为常见,根据出血部位的不同临床上出现的症状体征也有所不同,大致包括两个方面:①全脑表现即头痛、呕吐、意识障碍以及脑膜刺激征。②局灶表现或定位症状体征,前者在所有的脑出血病例中都可以不同程度的出现而后者反映出血导致的神经功能缺损的部位。

1. 基底节区出血 壳核出血和丘脑出血,检查时除了查到全脑表现以外还可以发现偏瘫、偏身感觉障碍和偏盲,双眼向病灶侧凝视,优势半球累及时可有失语,出血量多时可引起脑疝。
2. 脑叶出血 头痛呕吐及脑膜刺激征较为明显,常出现癫痫。
3. 脑干出血 脑桥出血多见,少量出血可引起交叉性瘫痪。或共济失调性偏瘫,出血量多时出现迅速昏迷,消化道出血,双瞳孔针尖样缩小,高热和呼吸的改变。
4. 小脑出血 眩晕,眼球震颤,共济失调为特点,出血量大时因脑干受压而意识、呼吸改变,甚至导致脑疝。

5. 脑室出血 以头痛、呕吐、意识障碍和脑膜刺激征为突出,定位体征不明显,酷似蛛网膜下腔出血。

【辅助检查】

1. CSF 压力增高,可出现血性脑脊液。
2. 影像学 头颅 CT 和 MRI 可以发现出血灶。

【诊断与鉴别诊断】

诊断要点

1. 中老年人发病。
2. 高血压病史。
3. 活动中发病。
4. 头痛,呕吐,意识障碍,脑膜刺激征。
5. 局灶症状体征。
6. CSF 改变 如压力增高,血性脑脊液。
7. 头颅 CT 检查可发现高密度出血灶。

鉴别诊断:需要与脑梗死、药物中毒、低血糖、糖尿病高渗昏迷、外伤后硬膜下出血进行鉴别。

【治疗】

1. 保持安静 卧床休息,减少搬动。保持呼吸道通畅,维持水电解质平衡,加强护理。
2. 脱水降颅内压 ①甘露醇;②呋塞米;③人血白蛋白;④复方甘油溶液。

脱水治疗可使血浆渗透压升高,310～320mmol 为佳,一旦收效,应维持高渗透压状态。一般需用 1 周左右。控制过度换气,使二氧化碳分压保持在 25～30mmHg,pH 上升引起脑血管收缩,达到降低颅内压之目的。

3. 调控血压 收缩压>200mmHg,舒张压>120mmHg 时才需做降压处理。收缩压 180mmHg 以内或舒张压 105mmHg 以内可观察而不降压。
4. 并发症的治疗。
5. 外科治疗 血肿量,丘脑、小脑>10mL,直径>3cm 者,壳核出血量>30ml。手术方法:钻颅,开颅。

● 蛛网膜下腔出血(subarachnoid hemorrhage,SAH)

蛛网膜下腔出血指原发性蛛网膜下腔出血,即脑表面血管破裂出血进入蛛网膜下腔,不同于脑实质出血直接破入或经脑室进入蛛网膜下腔引起的继发出血,占急性脑卒中的 10%,占出血性脑卒中的 20%。颅内动脉瘤是最常见的病因,其次脑动-静脉畸形和高血压动脉硬化性动脉瘤-梭形动脉瘤,此外 Moyamoya 病,各种原因的脑动脉炎、颅内肿瘤、血液病、溶栓或抗凝治疗后等因素也可以引起蛛网膜下腔出血。

【病史采集】

要注意询问:患者年龄,头痛程度,头痛性质是否有改变,有无颈项部疼痛,头痛持续时间和伴随症状如恶心、呕吐、意识改变等。是否有癫痫发作,有无局灶性神经系统损害症状。是否有高血压、糖尿病及心脏病病史,外伤史。

【体格检查】

蛛网膜下腔出血的特征性的表现是头痛、呕吐,脑膜刺激征和血性脑脊液,又叫蛛网膜下腔出血三联征,几乎每一个患者都出现。此外部分病例还可以发现动眼神经麻痹、锥体束征、感觉异常、精神症状、癫痫发作等。

【辅助检查】

1. CSF 压力增高,血性脑脊液。

2. 影像学 头颅 CT 可以发现蛛网膜下腔高密度出血信号,以及颅内血肿等其他病变。

3. DSA 可确定动脉瘤位置,显示血管行程、侧支循环和血管痉挛情况还可发现引起 SAH 的其他原因如动静脉畸形、烟雾病、血管性肿瘤。首次 DSA 阴性者,1~2 周后再行检查,约 5% 可发现动脉瘤,若仍为阴性,应考虑颅内夹层动脉瘤,硬膜动静脉畸形,出血性疾病或颈髓出血的可能。

【诊断与鉴别诊断】

诊断要点:

1. 任何年龄均可发病,以青壮年多见。

2. SAH 典型表现

(1) 突发剧烈头痛、呕吐。

(2) 脑膜刺激征,如该征不显,说明出血量极少。

(3) 短暂意识障碍。

(4) 活动状发病。

(5) 眼底水肿、出血,有诊断特异性(发病 1 小时内出现)。

(6) 少见症状:偏瘫、眩晕、共济失调、癫痫、精神症状(急性期出现,2~3 周可自行消失)。

3. 诱因及先驱症状

(1) 剧烈运动、过劳、激动、用力、排便、咳嗽、饮酒等,少数可在安静状态时发病。

(2) 动脉瘤扩张时——头晕、脑神经瘫痪。

(3) 1/3 SAH 病前数日至数周可有恶心、呕吐、头晕等。

(4) 大脑前动脉瘤:可有精神症状。

(5) 大脑中动脉瘤:可出现偏瘫、偏感觉障碍和抽搐。

(6) 椎-基底动脉瘤:可出现面瘫等。

(7) 脑血管畸形以癫痫为主。

(8) 颈内动脉:海绵窦段动脉易损害Ⅲ、Ⅳ、Ⅴ、Ⅵ脑神经。

(9) 后交通动脉瘤:易压迫动眼神经。

4. 60 岁以上、SAH 临床表现不典型,起病较慢、头痛和脑膜刺激征不明显,而意识障碍和脑实质损害症状较重,精神症状较明显,常有心脏损害的心电图改变,并发症出现率高,如肺部感染、消化道出血、泌尿道和胆道感染等,所以易漏诊。

鉴别诊断:需要和脑出血、颅内感染、瘤卒中或颅内转移瘤等进行鉴别,此外有些老年人SAH起病是精神症状为主,起病较缓慢,头痛、颈强不显,应注意鉴别。用CT或CSF可以明确诊断。

【治疗】

1. 防止再出血　发病早期的24小时内再出血率达20%,最有效的防治办法是早期手术处理破裂的动脉瘤。

(1) 卧床休息:绝对卧床4~6周,避免搬动和过早离床。

(2) 镇静:防止情绪激动、头痛、烦躁、兴奋及时给予镇静止痛剂。

(3) 避免用力:咳嗽要用镇咳药,软化大便,防治便秘。

(4) 维持血压:使血压在180/100mmHg以下。

(5) 抗纤溶药物:抑制纤溶酶原的形成,推迟血块溶解,防治再出血。

2. 防治脑血管痉挛。

3. 脱水降颅压治疗　20%甘露醇、呋塞米、白蛋白。

4. 脑脊液置换治疗　每次放10~20ml,每周2次。

5. 手术治疗　病后24~72小时内进行。

七、单纯疱疹病毒性脑炎

单纯疱疹病毒性脑炎是由单纯疱疹病毒感染引起的脑实质性炎症,又称为出血坏死性脑炎。

【病史采集】

注意要询问:起病情况,有无发热、全身不适、头痛、肌痛、嗜睡、腹痛和腹泻等症状,有无口周疱疹史,有无头痛、癫痫发作,有无精神症状(主要表现为认知功能障碍,错觉幻觉及各种妄想)等。

【体格检查】

有无意识障碍(表现为意识模糊或谵妄、嗜睡、昏睡、昏迷或去皮质状),有无偏盲、偏瘫、失语、眼肌麻痹、共济失调、多动和脑膜刺激征等,有无颅内高压。

【辅助检查】

1. 脑电图出现弥漫性高波幅漫波额区明显。

2. 头颅CT可见一侧或颞叶、海马及边缘系统局灶性低密度区,如有出血更支持此病。

3. 头颅MRI。

4. 脑脊液检查。

【诊断及鉴别诊断】

1. 临床诊断依据

(1) 上唇或生殖道有疱疹史或本次发病有皮肤黏膜疱疹。

(2) 发热,明显精神行为、癫痫,意识障碍及早期出现的局灶性的神经系统损害体征。
(3) 脑脊液红、白细胞数增多,糖和氯化物正常。
(4) 脑电图以颞额区损害为主的弥漫性异常。
(5) 头颅 CT 或 MRI 发现颞叶局灶性出血软化灶。
(6) 特异性抗病毒药物治疗有效的间接支持诊断。

2. 确诊尚需选择如下检查
(1) 脑脊液中发现 HSV 抗原或抗体。
(2) 脑组织活检或病理发现组织细胞核内包涵体或原位杂交发现 HSV 病毒核酸。
(3) 脑脊液 PCR 检测发现该病毒 DNA。
(4) 脑组织或脑脊液标本 HSV 分离、培养和鉴定。
(5) PCR 检查脑脊液中其他病毒,以除外其他病毒所致脑炎。

3. 鉴别诊断
(1) 带状疱疹病毒性脑炎。
(2) 结核性脑膜炎。

【治疗】

早期诊断和治疗是降低本病病死率的关键,主要包括病因治疗、免疫治疗和对症支持治疗。

1. 抗病毒化学药物治疗
(1) 无环鸟苷(阿昔洛韦、Acyclovir)。
(2) 刚昔洛韦(Ganciclovir)。

2. 免疫抑制剂
(1) 干扰素及诱生剂。
(2) 转移因子。
(3) 肾上腺皮质激素。

3. 全身支持治疗。

4. 对症治疗。

八、结核性脑膜炎

由结核杆菌引起的脑膜非化脓性炎性疾病。结核可引起全身和神经系统局限性损害症状。

【病史采集】

注意要询问:起病情况,病程的长短,有无结核接触史,有无低热、盗汗、头痛、呕吐,有无精神症状如委靡、淡漠、谵妄或妄想,有无癫痫发作,有无消瘦。

【体格检查】

有无意识障碍,有无眼肌麻痹、复视和轻偏瘫,有无颅内压增高表现,有无去皮质强直发作或去皮质状态,有无脑膜刺激征。

【辅助检查】

1. 腰穿脑脊液压力增高,外观呈黄色,静置后可有薄膜形成。淋巴细胞显著增高,但一般不超过 $500×10^6/L$,蛋白中度升高,糖和氯化物下降。
2. 结核菌培养是诊断结核性感染的金标准。
3. CT 可显示基底池和皮层脑膜对比增强或脑积水。

【诊断】

1. 结核病史或接触史(颅外结核史)。
2. 临床表现:全身结核中毒症状和神经系统局灶性损害表现如脑神经损害、偏瘫等。
3. 脑脊液特征性改变。

【鉴别诊断】

1. 新型隐球菌脑膜炎。
2. 脑结核瘤。

【治疗】

1. 治疗原则 早期给药,合理选药,联合用药及系统治疗。
2. WHO 建议的一线用药。

药物	儿童日用量	成人日用量	用药途径	用药时间
(1) 异烟肼	10~20mg/kg	600mg·Qd	静脉及口服	1~2年。
(2) 利福平	10~20mg/kg	600mg·Qd	口服	6~12月。
(3) 吡嗪酰胺	20~30mg/kg	1500mg·tid	口服	2~3月。
(4) 乙胺丁醇	15~20mg/kg	750mg·Qd	口服	2~3月。
(5) 链霉素	20~30mg/kg	750mg·Qd	肌内注射	3~6月。

3. 激素治疗 适用证,病情严重,颅内压增高,椎管阻塞,抗结核治疗后病情加重及合并结核瘤者。
4. 重症患者可辅助鞘内注射。
5. 脑脊液压力高可用脱水剂,补液,注意维持电解质平衡,保护肾脏和肝脏的功能。

九、帕 金 森 病

帕金森病又称为震颤麻痹,是多见于中老年人群的进行性加重的神经系统变性病。

【病史采集】

要注意询问:发病年龄,起病方式,首发症状以及病程。有无冻结现象,反常现象,开关现象,少动危象。有无唾液难以咽下、大量流涎、讲话缓慢、语言低沉,严重时吞咽食物困难,脂颜、多汗、便秘、低血压等自主神经症状。有无认知能力障碍、痴呆。

【体格检查】

有无静止性震颤、肌强直、运动迟缓、姿势步态异常,有无 Myerson 征,有无眼睑阵挛或眼睑痉挛,有无腱反射改变、跖反射屈性。

【诊断及鉴别诊断】

诊断：

1. 中老年发病，缓慢进行性病程。

2. 四项主征（静止性震颤、肌强直、运动迟缓、姿势步态异常）中至少具备两项，前两项至少具备其中之一，症状常不对称。

3. 左旋多巴治疗有效，左旋多巴试验或阿朴吗啡试验阳性支持原发性 PD 诊断。

4. 患者无眼外肌麻痹、小脑体征、直立性低血压、锥体系损害和肌萎缩等。

鉴别诊断：特发性帕金森病须与家族性帕金森病、帕金森综合征相鉴别，早期不典型病例须与遗传病或变性病伴帕金森综合征鉴别。

【治疗】

1. 药物治疗

（1）抗胆碱药。

（2）金刚烷胺。

（3）左旋多巴。

（4）DA 受体激动剂。

（5）单胺氧化酶 B 抑制剂等。

2. 外科治疗

（1）苍白球及丘脑毁损术。

（2）脑深部电刺激（DBS）。

（3）立体定向放射治疗。

（4）细胞移植及基因治疗。

（5）康复治疗。

十、癫　　痫

该病是由多种原因引起的脑部慢性疾病，由脑部神经元异常同步放电所致，以突然、反复和短暂中枢神经系统功能异常为特征。

【病因分类】

癫痫是一组综合征不是一个独立的疾病。引起癫痫的病因非常复杂。

1. 原发性癫痫。

2. 继发性癫痫。

3. 隐源性癫痫。

4. 状态关联性癫痫发作。

【按临床发作形式和脑电图分类（1981 年国际分类）】

1. 部分性发作

（1）部分运动性发作。

（2）部分感觉性发作。

（3）复杂部分性发作。
（4）继发泛化：部分起病→全面性发作。

2. 全面性发作
（1）失神发作。
（2）肌阵挛发作。
（3）阵挛发作。
（4）强直发作。
（5）强直-阵挛发作。
（6）失张力发作。

3. 不能分类发作。

【病史采集】

注意要询问：发作时间，抽搐持续时间，重点要询问抽搐时有无意识障碍，此后意识丧失的快慢。是否有外伤病史，有无局部肢体抽动、特殊感觉异常，有无烦渴、排尿感、出汗、面部及全身皮肤发红、多汗，有无胃肠道症状呕吐、腹痛，有无遗忘症、感情异常、错觉，有无意识障碍、自动症、突发意识短暂中断，有无颜面部、肢体肌肉短暂跳动，有无全身重复性阵挛性抽搐，有无全身肌肉强烈的强直性肌痉挛、呼吸暂停、颜面部青紫、瞳孔散大、角弓反张，有无部分或全身肌肉张力突然降低引起颈下垂、张口、肢体下垂、躯干失张力而跌倒，清醒后有无感到头昏、头痛、全身酸痛和疲乏无力，对抽搐有无记忆、暴怒、惊恐等情感反应。

【体格检查】

常无明显的神经系统体征。

【辅助检查】

1. 脑电图。
2. MRI 或 CT。
3. SPECT。
4. PET。

【癫痫诊断步骤】

1. 首先确定是否为癫痫　主要根据癫痫患者发病史，目击者提供发作过程和表现。
（1）发作是否具有癫痫发作的共性。
（2）发作表现是否具有不同发作类型的特征。
（3）当患者的发作具有癫痫的共性和不同类型发作的特征时，需进行脑电图检查以寻找诊断的佐证，同时尚需除外其他非癫痫性发作性疾病。

2. 明确癫痫发作的类型或癫痫综合征　在肯定是癫痫后还需仔细区别癫痫发作的类型及明确是否为癫痫综合征。

3. 确定癫痫的病因　如果是继发性癫痫，还需确定癫痫的病因，进行神经影像学定位。

【鉴别诊断】

假性发作、晕厥、低血糖症、发作性睡病、癔症、偏头痛、短暂性脑缺血发作、过度换气综合征。

【癫痫的治疗】

治疗原则：控制癫痫发作，使患者有较高的生活质量。

1. 病因治疗。
2. 药物治疗。
3. 手术治疗。

十一、癫痫持续状态

一次癫痫发作持续 30 分钟以上，连续多次发作期间意识未恢复清醒状态。任何类型癫痫都可出现癫痫持续状态，但是全面强直-阵挛发作易出现持续状态。

【病因】

1. 停药不当和不规范的治疗是最常见的原因。
2. 感染。
3. 精神因素、过度疲劳。
4. 孕产、饮酒。

【癫痫持续状态治疗】

从速控制发作，是治疗关键。

1. 地西泮　成人 10~20mg，静脉滴注、儿童 0.3~0.5mg/kg、静脉滴注时要慢。如复发 15 分钟后可重复给药，可抑制呼吸。
2. 苯妥英钠　成人 15~18mg/kg、儿童 18mg/kg，无抑制呼吸、起效慢、作用时间长。
3. 异戊巴比妥钠　0.5g 加注射用水 10 ml、儿童 1~4 岁 0.1g/次，5 岁以上 0.2g/次、速度要慢、0.5g 内多可控制发作。
4. 水合氯醛　成人 25~30ml 加等植物油保留灌肠。
5. 副醛　8~30ml 肌内注射或用植物油保留灌肠。
6. 利多卡因　地西泮静脉注射无效者。2~4mg/kg 加入 10% 葡萄糖内，以 50 mg/h 速静脉滴注、心脏传导阻滞及心动过缓慎用。
7. 氯硝西泮（氯硝安定）　药效是地西泮的 5 倍、成人首量 3mg 静脉滴注、对呼吸及心脏抑制较强。
8. 对症处理　保持呼吸道通畅，吸氧，防护措施，纠正脑水肿，控制感染，保持水电解质平衡、纠正酸中毒，支持营养治疗。

十二、偏　头　痛

偏头痛是一种反复发作的血管性头痛，多为单侧痛，可以有前驱症状。

【病史采集】

要注意询问:患者的情绪、睡眠和职业状况以及服药史、中毒史、家族史。头痛发病的急缓,发作时间、性质、部位、频率、严重程度、持续时间、缓解及加重原因。头痛先兆症状及伴随症状及共存的疾病,头痛对日常生活、工作和社交的影响。

【体格检查】

神经系统检查无阳性体征。

【诊断】

根据偏头痛发作临床表现、家族史和神经系统检查正常,通常可做出诊断。目前本病尚无特异性实验室检查。

【鉴别诊断】

丛集性头痛、痛性眼肌麻痹、血管性头痛、偏头痛性梗死。

【治疗】

1. 发作期治疗

(1) 曲普坦类。

(2) 镇静药。

(3) 麦角类。

2. 预防性用药

(1) β受体阻滞剂。

(2) 抗抑郁药。

(3) 抗癫痫药。

(4) 钙通道拮抗剂。

十三、重症肌无力

重症肌无力是指神经肌肉接头神经递质传输障碍的获得性自身免疫性疾病。

【病史采集】

注意要询问:起病情况,有无眼睑下垂、复视,有无构音困难、进食呛咳,有无肢体无力,有无呼吸困难,有无晨轻暮重波动性变化和易疲劳及与运动之间的关系。

【体格检查】

有无眼睑下垂,眼球运动是否受限,有无瞳孔改变,有无面部缺乏表情、不能吹气、屈颈和抬头无力,四肢肌张力及肌力有无改变,有无感觉障碍。

【临床分型】

1. 成人重症肌无力。

2. 儿童重症肌无力。

3. 新生儿重症肌无力。

4. 危象

(1) 肌无力危象。

(2) 胆碱能危象(抗胆碱酯酶药物应用过量)。

(3) 反拗性危象(抗胆碱酯酶药物的突然失效)。

5. 改良 Osserman 分型法将 MG 分为以下 6 型

Ⅰ. 眼肌型。

Ⅱa. 轻度全身型。

Ⅱb. 中度全身型。

Ⅲ. 重度急进型。

Ⅳ. 迟发重症型。

Ⅴ. 肌萎缩型。

【辅助检查】

1. 血常规检查正常。

2. 80% 以上的成人重症肌无力患者血清中抗 AChR 抗体阳性。

3. 部分患者血清中可测到抗核抗体、抗甲状腺抗体。

4. 单纤维肌电图、重复电刺激。

5. 胸腺 CT 检查常可见到胸腺增生或伴发胸腺瘤。

6. 新斯的明试验。

7. 合并甲状腺功能亢进者可有 T_3、T_4 增高。

【诊断】

典型患者,根据病肌的好发部位、病态疲劳、症状波动和无其他神经系统体征可以做出诊断。若不能明确者,可做疲劳试验、药物试验、重复电刺激。

诊断要点:1997 年全国神经免疫学大会制定诊断标准,五条中的前两条就可诊断,若为教学或研究机构则可酌情增加其他几条作为研究用。

1. 临床上是活动后加重、休息后减轻的,呈晨轻暮重。50% 以上重症肌无力患者有眼症状,20% 患者,其症状仅限于眼外肌。

2. 药理学上是胆碱酯酶抑制剂治疗有效和箭毒类药物使之加重。

3. 电生理学上是低频重复电刺激示复合动作电位波幅递减和单纤维肌电图颤抖增宽。

4. 免疫学上是乙酰胆碱受体抗体增高。

5. 免疫病理学上是神经肌肉接头处突触后膜皱折减少,变平坦和乙酰胆碱受体减少。

【应与下列疾病相鉴别】

1. 进行性肌营养不良症眼肌型。

2. 运动神经元病。

3. 急性感染性多发性神经病。

4. 兰伯特·伊顿综合征(Lambert-Eaton 综合征)。

5. 肉毒杆菌中毒:流行病学病史很重要。

【治疗】

本病为慢性疾病,让患者了解疾病性质、避免过度疲劳、注意劳逸结合是本病防治的首要措施。

1. 药物治疗

(1) 抗胆碱酯酶药物:抗胆碱酯酶药物只能用以治标,不宜长期单独使用。

(2) 糖皮质激素:对40岁以上成人尤其男性有效。三个用药方法:地塞米松、泼尼松、ACTH。糖皮质激素治疗MG的适应证:

1) 胸腺切除术前疾病已极严重。

2) 不适合做胸腺切除术的患者。

3) 手术后症状改善不满意者。

4) 眼肌型肌无力因对CHEI及胸腺切除术反应均甚差者。

(3) 免疫抑制剂:

1) 硫唑嘌呤。

2) 环磷酰胺。

2. 胸腺切除。

3. 血浆置换。

4. 免疫球蛋白。

5. 危象的处理。

第一步:辨别是哪一类型危象。

肌无力危象:抗AChE药量不足。

胆碱能危象:抗AChE药过量,似有机磷中毒表现。

反拗性危象:对抗AChE药不敏感引起。

第二步:关键是管理好呼吸机能,同时对症治疗,可考虑使用激素。

第三步:调整抗AChE药物。

6. 治疗方案

(1) 首选:胸腺摘除,若术后病情明显恶化,则考虑辅以血浆交换、肾上腺皮质激素,甚至胆碱酯酶抑制剂。

(2) 次选:若因病情严重而当时不能胸腺摘除者,应先用血浆交换配合肾上腺皮质激素,渐过渡到单用肾上腺皮质激素。等病情好转且稳定2个月后行胸腺摘除,术后维持原剂量2个月,再酌情减量,于2~4年内缓慢减量乃至停用肾上腺皮质激素。

(3) 三选:不能或拒绝做胸腺摘除的重症肌无力患者,危重者应首选血浆交换,非危重者应首选肾上腺皮质激素治疗。在肾上腺皮质激素减量过程中,可适量加用硫唑嘌呤、环孢霉素A等其他免疫抑制剂,以减少和减轻"反跳现象"。

(4) 四选:既拒绝或不能做胸腺摘除,又拒绝或不能耐受肾上腺皮质激素治疗的重症肌无力患者,应考虑用环磷酰胺、环孢霉素A等其他免疫抑制剂治疗。

十四、低钾性周期性瘫痪

低钾性周期性瘫痪是指反复发作的骨骼肌弛缓性瘫痪,发作时常伴有血清钾含量的改变。

【病史采集】

注意要询问:年龄、发病情况,有无饱餐大量糖类的食物、酗酒及受寒、过度疲劳、月经前期、感染、创伤、情绪激动等引起应激反应的因素,有无在夜间睡眠后或清晨起床时发现肢体无力、不能活动同时可伴有肢体酸痛、针刺样或蚁行感,有无肌无力症状,以肢体为主,近端重于远端,下肢重于上肢,发病有无周期性。

【体格检查】

有无偶有眼睑下垂、复视,有无肌张力降低,腱反射减弱或消失,呼吸肌无力。

【辅助检查】

1. 电解质 发作时血清 K^+ 浓度往往低于 3.5mmol/L,最低可达 1~2mmol/L。
2. 心电图检查可见典型的低钾性改变 U 波出现、P—R 间期与 Q—T 间期延长。
3. 肌电图。

【诊断与鉴别诊断】

根据典型的发作病史、临床表现及实验室检查一般不难诊断。但在首次发作时应与吉兰-巴雷综合征、急性脊髓炎、癔症等病相鉴别。不同类型的周期性瘫痪的鉴别主要依靠血钾的测定与 ECG 检查。此外,还需分清是原发性的还是继发性的。继发性的以甲状腺功能亢进所致最常见,还有原发性醛固酮增多症。最后,还应注意询问最近有无腹泻及服用双氢克尿塞、皮质激素等药物的病史。

【治疗】

发作时以口服补钾为主,严重心律失常者应在心电监护下积极纠治,呼吸肌麻痹者应予辅助呼吸,不完全性瘫痪者鼓励其适当活动。发作间期应避免各种可能的诱发因素。

附录 神经病学考试题

神经病学考试题一

一、单项选择题(每题1分,共60分)

1. 感觉性失语(Wernicke失语)的主要损害位于优势半球的( )
   A. 额下回后部　　　　　　　　　　B. 颞上回后部
   C. 顶下小叶　　　　　　　　　　　D. 缘上回

2. 闭锁综合征病损部位在( )
   A. 胼胝体　　　　B. 中脑腹侧大脑脚　　C. 延髓锥体交叉处
   D. 脑桥背侧　　　E. 脑桥腹侧基底部

3. 临床上失语与构音障碍不同的是,前者( )
   A. 咽喉肌肉瘫痪　　　B. 语音含糊,言语正确　　C. 延髓麻痹
   D. 对语言的认识和表达受损　　E. 心理障碍

4. Gerstmann综合征体征中不应该出现( )
   A. 双侧手指失认　　　B. 自身偏侧肢体忽略　　C. 失写
   D. 肢体左右失定向　　E. 失计算

5. 脊髓前角细胞损害后瘫痪肢体可出现的临床表现之一是( )
   A. Babinski征阳性　　B. 腱反射亢进　　C. 肌张力增高
   D. 肌束颤动　　　　　E. 痛觉减退

6. 一侧瞳孔直接对光反应消失,间接对光反应存在的脑神经病变位于( )
   A. 同侧视神经　　　B. 对侧动眼神经　　C. 同侧动眼神经
   D. 对侧视神经　　　E. 同侧动眼神经和视神经

7. 帕金森病的典型的肌张力改变为( )
   A. 齿轮样肌张力增强和折刀样肌张力增强
   B. 肌强直和折刀样肌张力增强
   C. 铅管样肌张力增强和折刀样肌张力增强
   D. 肌强直和铅管样肌张力增强
   E. 铅管样肌张力增强和齿轮样肌张力增强

8. 病变对侧偏身深浅感觉障碍,伴自发性疼痛及感觉过敏,其病变部位在( )
   A. 顶叶感觉皮层　　B. 内囊或基底核区　　C. 丘脑
   D. 中脑　　　　　　E. 脑桥

9. 锥体束损害的反射改变( )
   A. 深浅反射均亢进　　　　　　　　B. 深浅反射均减弱或消失

C. 深反射亢进,浅反射正常　　　　　　　　　D. 深反射消失,浅反射正常

10. 在清醒、安静和闭眼放松状态下,正常成人脑电图的基本节律是(　　)
    A. 8～12Hz 的 α 节律　　　　　　　　　　B. 13～15Hz 的 β 节律
    C. 4～7Hz 的 θ 节律　　　　　　　　　　 D. 4Hz 以下的 δ 节律

11. 原发性三叉神经痛是三叉神经分布区的发作性剧痛,最多累及的分支为(　　)
    A. 单侧三叉神经第 1 支　　　　　　　　　B. 双侧三叉神经第 2、3 支
    C. 单侧三叉神经第 2、3 支　　　　　　　　D. 单侧三叉神经第 3 支
    E. 双侧三叉神经第 1 支

12. 吉兰-巴雷综合征最常见的脑神经损害是(　　)
    A. 面神经　　　　　　B. 动眼神经　　　　　C. 听神经
    D. 视神经　　　　　　E. 舌下神经

13. 脑血管疾病的流行病学特点是(　　)
    A. 发病率高、病死率适中、伤残率高
    B. 发病率高、病死率高、伤残率高
    C. 发病率高、病死率适中、伤残率低
    D. 发病率高、病死率低、伤残率低
    E. 发病率低、病死率低、伤残率低

14. 急性严重脊髓横贯性损害可出现脊髓休克,其表现为(　　)
    A. 受损节段下感觉障碍、痉挛性瘫、大小便障碍
    B. 受损节段下感觉障碍、弛缓性瘫、病理征阳性、大小便障碍
    C. 受损节段下瘫痪、肌张力低、病理征阴性、腱反射消失
    D. 受损节段下感觉障碍、弛缓性瘫、病理征阴性、大小便障碍
    E. 受损节段下感觉障碍、痉挛性瘫、病理征阴性、大小便障碍

15. 颈内动脉系统主要供血部位为(　　)
    A. 基底核区　　　　　　　　　　　　　　　B. 小脑和脑干
    C. 眼部和大脑前 3/5 的脑组织　　　　　　 D. 大脑各个皮质区
    E. 大脑前 3/5 脑组织

16. 椎基底动脉系统 TIA 的一过性特征性症状是(　　)
    A. 失语　　　　　　　B. 偏瘫或单肢瘫　　　C. Horner 征交叉瘫
    D. 吞咽困难、构音不清　E. 颞侧偏盲

17. 最易发生脑梗死的血管是(　　)
    A. 大脑前动脉　　　　B. 大脑中动脉　　　　C. 椎-基底动脉系
    D. 大脑后动脉　　　　E. 颈内动脉

18. 急性脑梗死发病后临床上脑水肿的高峰期在(　　)
    A. 24 小时内　　　　　B. 24～48 小时　　　　C. 2～5 天
    D. 7～14 天　　　　　 E. 10～14 天

19. 脑血栓形成的进展性卒中定义中,发病后神经功能缺失症状不断加重的时间范围为
    (　　)

    A. 6小时	B. 24小时	C. 48小时
    D. 72小时	E. 一周内
20. 脑梗死后最早显示典型CT图像的时间为( )
    A. 病后即显示高密度病灶
    B. 病后24~48小时后显示高密度病灶
    C. 病后即显示低密度病灶
    D. 病后24~48小时后显示低密度病灶
    E. 病后2~3周后显示低密度病灶
21. 高血压性脑出血最好发的部位是( )
    A. 内囊和壳核	B. 脑叶	C. 脑干
    D. 小脑齿状核	E. 脑室
22. 脑出血的急诊处理不正确的是( )
    A. 保持安静,卧床休息
    B. 维持水、电解质平衡,保证营养
    C. 控制脑水肿,降低颅内压
    D. 病后均须将血压控制在140/90mmHg以下
    E. 预防并发症
23. 确诊蛛网膜下腔出血的首选和最佳方法是( )
    A. 头颅CT	B. TCD	C. DSA
    D. 头颅MRI	E. 脑脊液检查
24. TIA或脑梗死患者服用阿司匹林的目的是( )
    A. 治疗神经功能缺损	B. 保护神经细胞	C. 预防复发
    D. 扩张脑血管	E. 减少自由基损害
25. 高血压脑出血急性期处理中不正确的措施是( )
    A. 保持安静,卧床休息	B. 立即使用止血药
    C. 控制高血压	D. 控制脑水肿,降低颅内压
    E. 防治并发症
26. 脑炎与脑膜炎临床主要区别之一在于前者有( )
    A. 脑膜刺激征	B. 高热
    C. 脑脊液中白细胞增多,蛋白增高	D. 脑实质损害
    E. 头痛和颅内压增高
27. 单纯疱疹病毒性脑炎的病死率为( )
    A. <10%	B. 10%~20%	C. 30%~40%
    D. 40%~70%	E. 70%~80%
28. 在临床上最易与结核性脑膜炎混淆诊断的疾病是( )
    A. 病毒性脑膜炎	B. 隐球菌性脑膜炎	C. 单纯疱疹病毒性脑炎
    D. Lyme病	E. 神经系统钩端螺旋体

29. 原发性帕金森病主要病损部位在(　　)
    A. 黑质-纹状体　　　　B. 蓝斑　　　　　　C. 中脑核
    D. 迷走神经背核　　　E. 丘脑
30. 原发性帕金森病黑质中最特征性病理表现为(　　)
    A. 神经元减少50%,神经元胞质减少
    B. 多巴胺神经元减少50%,神经元胞质内有Lewy体
    C. 多巴胺神经元减少20%,神经元变性
    D. 多巴胺神经元增加,乙酰胆碱神经元减少50%
    E. 多巴胺神经元增加50%,神经元胞质内有Lewy体
31. 震颤为帕金森病最早的症状,其发生率为(　　)
    A. 约10%　　　　　　B. 约30%　　　　　　C. 约50%
    D. 约70%　　　　　　E. 约90%
32. 帕金森病的临床表现中不出现(　　)
    A. 面具脸　　　　　　B. 流涎　　　　　　　C. 上视困难
    D. 运动迟缓　　　　　E. 面部皮脂腺分泌增多
33. 不发生摔伤和尿失禁的神志清楚的双手爪样发作,可能是(　　)
    A. 假性癫痫发作　　　B. 失神发作　　　　　C. 部分运动性发作
    D. 精神性发作　　　　E. 强直-阵挛性发作
34. 偏头痛好发的年龄范围为(　　)
    A. 5~10岁　　　　　　B. 10~30岁　　　　　　C. 30~40岁
    D. 40~60岁　　　　　E. >60岁
35. 重症肌无力患者禁用的药物是(　　)
    A. 氢氯噻嗪(双氢克尿塞)　B. 肾上腺皮质激素　　C. 麻黄碱
    D. 环磷酰胺　　　　　E. 氨基苷类抗生素
36. 为了确诊重症肌无力,目前国内常用的药物注射试验是(　　)
    A. 苯妥英钠试验　　　B. 溴吡斯的明试验　　C. 阿托品试验
    D. 依酚氯铵(滕喜龙)试验　E. 新斯的明试验
37. 重症肌无力首发的最明显的症状是(　　)
    A. 膈肌无力　　　　　B. 垂腕　　　　　　　C. 垂足
    D. 眼肌无力　　　　　E. 瞳孔散大
38. 低钾型周期性瘫痪的常见发病诱因是(　　)
    A. 饱餐和寒冷　　　　B. 嗜睡和少尿　　　　C. 多汗和烦渴
    D. 心率缓慢和U波出现　E. 嗜盐
39. 与周期性瘫痪可以伴发的常见疾病为(　　)
    A. 癔症　　　　　　　B. 糖尿病　　　　　　C. 甲状腺功能亢进
    D. 原发性醛固酮增多症　E. 甲状旁腺功能亢进
40. 患者经针刺或反复大声叫喊后能醒来,做简短模糊的回答,外界刺激停止后立即入睡,这种意识状态称为(　　)

A. 清醒　　　　　　　B. 昏睡　　　　　　　C. 嗜睡
D. 浅昏迷　　　　　　E. 深昏迷

41. 蛛网膜下腔出血患者病情稳定 1 周后,神志由嗜睡到昏睡,左侧偏瘫和偏身感觉障碍。复查脑 MRI 无明显脑室扩大,脑脊液检查无新鲜红细胞,可能原因是(　　)
A. 蛛网膜下腔出血再发　　B. 脑血管痉挛　　　　C. 脑积水
D. 脑动脉瘤破裂　　　　　E. 脑内继发感染

42. 女性,27 岁,头部四周紧箍样持续痛胀 4 个月。颈后也有抽紧样持续痛,工作紧张后可出现,但静心或休息时消失。无恶心、呕吐。神经系统检查无异常,仅双颞肌有明显压痛。脑脊液压力、生化检查以及头颅 CT 无异常。可能的诊断为(　　)
A. 颅内占位病变　　　　B. 痛性眼肌麻痹　　　　C. 偏头痛
D. 低颅压性头痛　　　　E. 紧张性头痛

43. 我国最常见引起痴呆的疾病是(　　)
A. Alzheimer 病　　　　B. Pick 病　　　　　　　C. 血管性痴呆
D. 酒精性痴呆　　　　　E. 脑外伤痴呆

44. 确诊 Alzheimer 病的方法是(　　)
A. 临床资料分析　　　　B. 脑 CT 或 MRI 示广泛脑萎缩,尤其是海马区
C. 临床痴呆评定量表　　D. 病理资料
E. 脑脊液 tau 蛋白水平增高

A 型选择题

(45~49 题共用备选答案)
　　A. 正常肌力
　　B. 完全瘫痪
　　C. 肢体能对抗阻力运动,但未达正常
　　D. 肢体肌肉可收缩,不产生动作
　　E. 肢体能抬离床而举起,不能抵抗阻力
　　F. 肢体能在床面移动,但不能抬起,不能抗重力

45. 0 度肌力表现(　　)
46. 3 度肌力表现(　　)
47. 4 度肌力表现(　　)
48. 5 度肌力表现(　　)
49. 1 度肌力表现(　　)

(50~54 题共用备选答案)
A. 慌张步态　　　　　　B. 剪刀样步态　　　　　C. 划圈样步态
D. 鸭步　　　　　　　　E. 跨阈步态

50. 肢带型肌营养不良出现(　　)
51. 内囊卒中后遗症出现(　　)
52. 帕金森病出现(　　)

53. 脑性瘫痪出现（　　）
54. 腓总神经麻痹出现（　　）
（55~57题共用备选答案）
　　A. 脑血栓形成　　　　B. TIA　　　　C. 脑栓塞
　　D. 腔隙性脑梗死　　　E. 分水岭梗死
55. 最常见的卒中类型是（　　）
56. 脑深部白质及脑干的缺血性微梗死称为（　　）
57. 相邻血管供血区之间的边缘带局部缺血梗死称为（　　）

（58~60题共用备选答案）
　　A. 抗胆碱酯酶药不过敏　　B. 抗胆碱酯酶药不足　　C. 抗胆碱酯酶药过量
　　D. 抗胆碱酯酶药不敏感　　E. 胆碱酯酶严重破坏
58. 重症肌无力反拗危象是由于（　　）
59. 重症肌无力胆碱能危象是由于（　　）
60. 重症肌无力肌无力危象是由于（　　）

二、判断题（每题1分，共10分）

1. Babinski阳性就是中枢性瘫痪。　　　　　　　　　　　　　　　　（　　）
2. 脑桥病变引起的面瘫常伴有同侧肢体瘫痪。　　　　　　　　　　（　　）
3. 腰椎骨折引起脊髓腰膨大损害。　　　　　　　　　　　　　　　（　　）
4. 共济失调由锥体外系病变引起。　　　　　　　　　　　　　　　（　　）
5. 急性脑血病中发病最快的是脑栓塞。　　　　　　　　　　　　　（　　）
6. 蛛网膜下腔出血急性期脑脊液一定是血性的。　　　　　　　　　（　　）
7. 特发性癫痫MRI检查阴性。　　　　　　　　　　　　　　　　　（　　）
8. 呼吸肌麻痹是吉兰-巴雷综合征危及生命的主要原因。　　　　　（　　）
9. 舞蹈症是先天遗传性疾病。　　　　　　　　　　　　　　　　　（　　）
10. 帕金森病的病因题是神经系统炎症。　　　　　　　　　　　　　（　　）

三、填空题（每空1分，共10分）

1. 脊髓胸段病变可引起＿＿＿＿、＿＿＿＿、＿＿＿＿。
2. 蛛网膜出血三联征＿＿＿＿、＿＿＿＿、＿＿＿＿。
3. 脑栓塞常见病因是＿＿＿＿、＿＿＿＿。
4. 癫痫强直阵挛发作的首选＿＿＿＿。
5. 供应大脑半球后2/5部分血液的是＿＿＿＿。

四、问答题（每题5分，共20分）

1. 为什么要把脑缺血的超早期治疗的时间窗定为6小时内？
2. 容易造成中枢神经系统结核感染的高危人群有哪些？
3. 癫痫持续状态发生的原因及其常见的致死原因是什么？
4. 试述普通型偏头痛的诊断标准？

试题一参考答案

一、选择题

1. B 2. E 3. D 4. B 5. D 6. A 7. E 8. C 9. C 10. A 11. C 12. A 13. B
14. D 15. C 16. D 17. E 18. C 19. C 20. E 21. A 22. D 23. E 24. C 25. B
26. D 27. D 28. B 29. A 30. B 31. D 32. A 33. A 34. B 35. E 36. E 37. D
38. A 39. C 40. B 41. B 42. E 43. D 44. D 45. B 46. E 47. C 48. A 49. D
50. D 51. C 52. A 53. E 54. E 55. A 56. D 57. E 58. D 59. C 60. B

二、判断题

1. T 2. F 3. F 4. T 5. T 6. F 7. T 8. T 9. F 10. F

三、填空题

1. 中枢性截瘫　传导束型感觉障碍　大小便功能障碍
2. 头痛　呕吐　脑膜刺激征
3. 风湿性心脏病　心房颤动
4. 丙戊酸钠
5. 椎-基底动脉系统

四、问答题

1. 答题要点：急性脑梗死病灶是由中心坏死区及其周围的缺血半暗带组成。中心坏死区由于严重的完全性缺血致脑细胞死亡；缺血半暗带内因仍有侧支循环存在，可获得部分血液供给，尚有大量可存活的神经元，如果血流迅速恢复，损伤仍为可逆的，脑代谢障碍可得以恢复，神经细胞仍可存活并恢复功能。脑血流再通使半暗带细胞复活，存在一个有效时间即再灌注时间窗，这个时间窗定为6小时。如脑血流的再通超过了再灌注时间窗的时限，则脑损伤可继续加剧，半暗带细胞仍然死亡，此现象称之为再灌注损伤。在6小时之内治疗，血流再灌注就可能抢救缺血半暗带中存活的细胞。

2. 答题要点：神经系统结核病主要发生在婴幼儿和青少年，但老年人发病有所增加。艾滋病患者、经常接触结核传染源者、乙醇中毒和营养不良者、流浪者、护理所和精神病院的患者、长期用激素治疗或器官移植而用免疫抑制剂者、抗结核治疗不规则或感染耐药结核菌株者等均易患中枢神经系统结核。

3. 答题要点：癫痫患者间断地、不规则服用以及不适当地应用抗痫药物是造成癫痫持续状态的常见原因。此外，患者处于感染、不同致痫疾病（如脑炎、脑外伤等）、孕产、酗酒、过度疲劳和某些精神因素等情况时，易发癫痫持续状态。

从速和积极控制发作，大多数癫痫持续状态可以得到迅速控制。但是部分患者的持续或反复惊厥发作可导致脑缺血、缺氧、脑水肿等脑部不可逆性损害，以及继发性感染、高热甚至休克，长期抽搐可造成代谢性酸中毒、低血糖、高血钾、心力衰竭，严重时出现横纹肌溶解的肌红蛋白尿，导致肝、肾功能衰竭。

4. 答题要点:普通型偏头痛的诊断标准如下:①至少有 5 次头痛发作。②每次发作持续 4~72h。③头痛至少有下列 4 个特点中的 2 个:单侧性,搏动性,影响活动,活动后头痛加重。④头痛发作时伴下列情况之一:恶心、呕吐、畏光、畏声。⑤除外其他类似的疾病。

神经病学考试题二

一、单项选择题(每题 1 分,共 60 分)

1. 闭锁综合征的典型临床表现为( )
   A. 不能言语,四肢不能活动,吞咽功能保留
   B. 昏迷状态,四肢不能活动
   C. 昏迷状态,上肢屈曲,下肢伸直
   D. 意识清醒,而咽部、四肢不能活动,仅以眼部某些动作与外界联系
   E. 无意识反应,四肢不能活动,有无目的睁眼或眼球活动

2. 双眼颞侧偏盲可见于( )
   A. 颞叶肿瘤 B. 枕叶肿瘤 C. 额叶肿瘤
   D. 垂体瘤   E. 顶叶肿瘤

3. 霍纳征的病侧眼部表现为( )
   A. 瞳孔散大、眼裂变大、眼球凸出
   B. 瞳孔散大、眼裂变小、眼球凸出
   C. 瞳孔缩小、眼裂变大、眼球凸出
   D. 瞳孔缩小、眼裂变小、眼球凹陷
   E. 瞳孔散大、眼裂变小、眼球凹陷

4. 肢体痛温觉传导路径的第二级神经为( )
   A. 后角细胞   B. 后根神经节   C. 腹后外侧核
   D. 薄束核和楔束核   E. 橄榄核

5. 运动系统不应包括( )
   A. 锥体外系   B. 上运动神经元   C. 下运动神经元
   D. 小脑系统   E. 丘脑

6. 慢性胸髓横贯性损害引起( )
   A. 双下肢痉挛性瘫   B. 双下肢迟缓性瘫   C. 四肢瘫
   D. 偏瘫   E. 一侧下肢痉挛性瘫

7. 假性延髓麻痹损害的部位在( )
   A. 延髓   B. 小脑   C. 双侧皮质延髓束
   D. 丘脑   E. 内侧丘系

8. 两足并拢站立,闭目,双手向前平伸,此项检查称为( )
   A. Lasegue 征   B. Romberg 征   C. Kernig 征
   D. Hoffmann 征   E. Babinski 征

9. 病理反射的发生原因为( )
   A. 脊髓反射弧受损　　　　　　　　　　B. 神经系统兴奋性普遍增高
   C. 基底核受损　　　　　　　　　　　　D. 锥体束受损
   E. 脑干网状结构受损
10. 最有助于癫痫诊断的辅助检查是( )
    A. 头颅 MRI　　　　　B. 脑电图　　　　　C. 脑诱发电位
    D. 脑脊液检查　　　　E. 头颅 CT
11. 特发性面神经麻痹不应有的表现是( )
    A. 额纹消失　　　　　B. Bell 现象　　　　C. 耳后疼痛
    D. 舌前 2/3 味觉障碍　E. 张口时下颌向病侧歪斜
12. 吉兰-巴雷综合征脑脊液蛋白细胞分离现象出现的时候最多见于( )
    A. 起病后 1 周内　　　B. 起病后 1~2 周　　C. 起病后第 3 周
    D. 起病后 1 个月　　　E. 起病后 2 个月
13. 楔束中包括下列何种纤维( )
    A. 自主神经纤维　　　　B. 传递痛觉的纤维　　C. 传递温觉的纤维
    D. 传递识别性触觉的纤维　E. 运动神经纤维
14. 椎管内有占位的脊髓压迫症,要迅速减压或切除占位。急性脊髓压迫症减压应在( )
    A. 24 小时内　　　　　B. 18 小时内　　　　C. 12 小时内
    D. 6 小时内　　　　　 E. 3 小时内
15. 短暂性脑缺血发作(TIA)后神经功能完全恢复的时间最长不超过( )
    A. 1 小时　　　　　　 B. 6 小时　　　　　　C. 12 小时
    D. 24 小时　　　　　　E. 36 小时
16. 颈内动脉系统 TIA 的特征性症状是( )
    A. 失语症、眼动脉交叉瘫　　　　　　　B. 对侧单肢或半身感觉异常
    C. 对侧同向偏盲　　　　　　　　　　　D. 跌倒发作
    E. 双眼视力障碍发作
17. 脑梗死发生后,普遍认为脑缺血超早期治疗时间窗是( )
    A. 2 小时内　　　　　 B. 3 小时内　　　　　C. 6 小时内
    D. 12 小时内　　　　　E. 24 小时内
18. 脑栓塞最常见的栓子来源是( )
    A. 肺静脉血栓　　　　　B. 颈动脉粥样硬化斑块　C. 心脏栓子
    D. 脂肪栓塞　　　　　　E. 寄生虫卵
19. 最易发生栓塞的脑血管是( )
    A. 小脑后下动脉　　　　B. 大脑前动脉　　　　C. 基底动脉
    D. 大脑后动脉　　　　　E. 大脑中动脉
20. TIA 或脑梗死患者服用阿司匹林的目的是( )
    A. 治疗神经功能缺损　　B. 保护神经细胞　　　C. 预防复发
    D. 扩张脑血管　　　　　E. 减少自由基损害

21. 脑出血后显示典型 CT 图像和时间为( )
    A. 病后即示高密度病灶
    B. 病后 24~48 小时示高密度病灶
    C. 病后即示低密度病灶
    D. 病后 24~48 小时示低密度病灶
    E. 病后 2~3 周示高密度病灶
22. 高血压脑出血急性期处理中不正确的措施是( )
    A. 保持安静,卧床休息　　B. 立即使用止血药　　C. 控制高血压
    D. 控制脑水肿,降低颅内压　E. 防治并发症
23. 针对单纯疱疹病毒性脑炎的最佳抗病毒药物是( )
    A. 更昔洛韦　　　　　　B. 磷甲酸钠　　　　　C. 阿昔洛韦
    D. 干扰素　　　　　　　E. 转移因子
24. 结核病累及神经系统的发生率为( )
    A. 2%　　　　　　　　　B. 3%　　　　　　　　C. 4%
    D. 5%　　　　　　　　　E. 6%
25. 帕金森患者的临床表现不应有( )
    A. 静止性震颤　　　　　B. 面具脸　　　　　　C. 慌张步态
    D. 面部皮脂腺分泌亢进　E. 角膜 K-F 环
26. 帕金森病起病时,肢体累及方式常见为( )
    A. 一侧上、下肢先累及　B. 双侧上肢先累及　　C. 左上肢、右下肢先累及
    D. 右上肢、左下肢先累及　E. 双下肢先累及
27. 符合控制癫痫的药物治疗原则是( )
    A. 大剂量、短期应用单一抗癫痫药
    B. 按发作类型选择单药短期间歇用药
    C. 按发作类型长期、规则单一用药
    D. 大剂量、短期、数个抗癫痫药合并应用
    E. 长期规则数个抗癫痫药合并应用
28. 典型偏头痛约占偏头痛患者中的( )
    A. 5%　　　　　　　　　B. 10%　　　　　　　　C. 15%
    D. 20%　　　　　　　　E. 30%
29. 典型偏头痛与普通型偏头痛的区别在于前者有( )
    A. 畏光、畏声、呕吐　　B. 一侧搏动性头痛　　C. 头痛持续 4~72 小时
    D. 睡眠后好转　　　　　E. 有视觉和感觉先兆症状
30. 重症肌无力的病变部位在( )
    A. 前角细胞　　　　　　B. 神经-肌肉接头　　　C. 副交感神经节
    D. 横纹肌　　　　　　　E. 交感神经链
31. 重症肌无力危象是指( )
    A. 急起的严重吞咽困难

B. 急起的严重全身无力

C. 急起的严重构音不清

D. 急起的呼吸肌麻痹的呼吸衰竭

E. 并发严重的感染

32. 重症肌无力危象发生时最紧急的治疗是(　　)

　　A. 大剂量甲泼尼龙治疗　　　　　　　　B. 血浆置换

　　C. 免疫球蛋白(IgG)　　　　　　　　　　D. 肌内注射新斯的明

　　E. 立即切开气管

33. 周期性瘫痪时通常累及的肌肉是(　　)

　　A. 眼外肌群　　　　　　　　　　　　　B. 咽喉部肌群

　　C. 四肢近端肌群　　　　　　　　　　　D. 尿道和肛门括约肌

　　E. 肋间肌和膈肌

34. 男性,30岁,右下肢肌无力2个月余,进行性加重,左下半身麻木。体格检查:左侧乳头水平以下痛、温度觉减退,右下肢腱反射亢进,右侧Babinski征阳性,右侧髂前上嵴以下音叉振动觉减退,右足趾位置觉减退。脊髓损害的部位是(　　)

　　A. T_2水平横贯性损害　　　　　　　　　B. 右侧T_2水平后索损害

　　C. 左侧T_4水平半侧损害　　　　　　　　D. 右侧T_2水平半侧损害

　　E. 右侧T_4水平侧索损害

35. 右利手脑血栓形成患者出现右侧偏瘫、偏身感觉障碍和偏盲,并有运动性失语,病变的血管定位于(　　)

　　A. 左颈外动脉　　　　　　　　　　　　B. 右大脑中动脉主干

　　C. 右颈外动脉　　　　　　　　　　　　D. 左大脑中动脉主干

　　E. 左大脑中动脉豆纹动脉

36. Alzheimer病的组织病理中不存在(　　)

　　A. 老年斑　　　　　　　　　　　　　　B. 胆碱能神经元脱失

　　C. 神经纤维元缠结　　　　　　　　　　D. 路易小体

　　E. 血管淀粉样变

37. 可以减缓Alzheimer病症状恶化的药物是(　　)

　　A. Donepezil　　　　B. 左旋多巴　　　　C. 维生素E

　　D. 维生素B_{12}　　　　E. 泼尼松

38. 颅底凹陷症时造成有定位诊断意义的主要临床神经第表现为累及(　　)

　　A. 后组脑神经、延髓、上颈髓及其神经根、颅内压增高、小脑

　　B. 后组脑神经、延髓、上颈髓及其神经根

　　C. 后组脑神经、延髓、上颈髓及其神经根、小脑

　　D. 后组脑神经、延髓、上颈髓及其神经根、颅内压增高

　　E. 后组脑神经、延髓、上颈髓、小脑

39. 多发性硬化的典型临床表现特点为(　　)

　　A. 慢性起病后中枢神经上有多发病灶,病程中缓解复发

B. 急性和亚急性起病后中枢神经上多发病灶
C. 急性和亚急性起病后病情缓解和复发
D. 慢性起病后中枢神经上多发病灶,进行性加重
E. 急性和亚急性起病后中枢神经上有多发病灶,病程中缓解复发

40. 小脑病变常引起( )
   A. 静止性震颤　　　　B. 肢体瘫痪　　　　C. 感觉障碍
   D. 肌张力增高　　　　E. 共济失调
41. 以下哪一项不是抗癫痫药( )
   A. 苯妥英钠　　　　　B. 丙戊酸钠　　　　C. 苯巴比妥
   D. 安坦　　　　　　　E. 氯硝西泮
42. 下列哪一项是由面神经支配( )
   A. 瞳孔括约肌　　　　B. 提上睑肌　　　　C. 眼轮匝肌
   D. 睑板肌　　　　　　E. 咬肌
43. 左侧周围性面瘫、右侧肢体中枢性瘫痪、病变部位在( )
   A. 左侧中央前回　　　B. 左侧内囊　　　　C. 左侧脑干
   D. 左侧小脑　　　　　E. 脊髓

A 型选择题

(44~47 题共用备选答案)
   A. Kernig 征　　　　　B. Chaddock 征　　　C. Lasegue 征
   D. Romberg 征　　　　E. Hoffmann 征
44. 可能为下肢锥体束损害的体征是( )
45. 可能为脑膜损害的体征是( )
46. 可能为上肢锥体束损害的体征是( )
47. 可能为延髓后索损害的体征是( )

(48~52 题共用备选答案)
   A. 脐平　　　　　　　　　　　　　　B. 乳头下水平
   C. 剑突水平　　　　　　　　　　　　D. 腹股沟水平
   E. 双下肢和会阴部感觉障碍　　　　　F. 肛门周围及会阴
48. T_4脊髓节段损害的感觉障碍的体表标志位于( )
49. T_{12}脊髓节段损害的感觉障碍的体表标志位于( )
50. T_6脊髓节段损害的感觉障碍的体表标志位于( )
51. T_{10}脊髓节段损害的感觉障碍的体表标志位于( )
52. 脊髓圆锥损害的感觉障碍的体表标志位于( )

(53~56 题共用备选答案)
   A. 丙戊酸钠　　　　　B. 卡马西平　　　　C. 苯妥英钠

D. 促肾上腺皮质激素　　　E. 奥沙西泮

53. 治疗肌阵挛发作首选药物为(　　)
54. 治疗强直-阵挛性发作首选药物为(　　)
55. 治疗婴儿痉挛症首选药物为(　　)
56. 治疗非典型失神发作的药物为(　　)

(57~60题共用备选答案)
　　A. 神经肌肉接头处乙酰胆碱酯酶活性抑制
　　B. 神经肌肉接头处乙酰胆碱合成和释放减少
　　C. 神经肌肉接头处乙酰胆碱受体受损
　　D. 神经肌肉接头处乙酰胆碱突触前膜受损
　　E. 神经肌肉接头处乙酰胆碱突触囊泡消失

57. 重症肌无力发病是(　　)
58. Lamber-Eaton 综合征发病是(　　)
59. 肉毒杆菌中毒性肌无力是(　　)
60. 有机磷中毒性肌无力是(　　)

二、判断题(每题1分,共10分)

1. 三叉神经痛分为原发性三叉神经痛和继发性三叉神经痛。(　　)
2. 周围神经是运动神经。(　　)
3. 重症肌无力是不需做腰椎穿刺的疾病。(　　)
4. 脑血栓形成最常见的病因为脑动脉粥样硬化。(　　)
5. 有无偏瘫是区别蛛网膜下腔出血和脑出血的重要体征。(　　)
6. 昏迷,瞳孔缩小,去皮质强直是脑桥出血的特征性表现。(　　)
7. 帕金森病在用复方左旋多巴治疗时常见的周围性不良反应有恶心、呕吐、低血压。(　　)
8. 头痛不敏感的结构是脑膜。(　　)
9. 偏头痛患者中有家族史者约占60%。(　　)
10. 针对单纯疱疹病毒性脑炎的最佳抗病毒药物是更昔洛韦。(　　)

三、填空题(每空1分,共10分)

1. 中枢神经系统感染根据感染的部位可分_____、_____、_____。
2. 多数患者继发出血性梗死而临床症状并无明显加重,故应定期复查头颅CT,特别是发病_____天时,以便早发现及时改变治疗方案。
3. 供应大脑半球前3/5部分血液的动脉是_____。
4. 原发性三叉神经痛的治疗首选_____。
5. 帕金森病又名_____,是一种常见的_____人神经系统变性病。
6. 癫痫按病因分类为_____、_____。

四、问答题(每题5分,共20分)

1. 周围神经病的主要病理表现是什么?

2. 蛛网膜下腔出血与脑出血临床表现的主要区别是什么？
3. 如何结合单纯疱疹病毒性脑炎的病理来阐述其临床表现？
4. 癫痫有哪几种常见临床类型？

试题二参考答案

一、选择题

1. D 2. D 3. D 4. A 5. E 6. A 7. C 8. B 9. D 10. B 11. E 12. C 13. D
14. D 15. D 16. A 17. D 18. C 19. E 20. C 21. A 22. B 23. A 24. E 25. E
26. A 27. C 28. B 29. E 30. B 31. D 32. E 33. C 34. C 35. C 36. D 37. A
38. A 39. D 40. E 41. C 42. C 43. C 44. C 45. A 46. E 47. D 48. B 49. D
50. C 51. A 52. F 53. A 54. B 55. C 56. E 57. C 58. C 59. D 60. A

二、判断题

1. T 2. F 3. T 4. T 5. T 6. F 7. T 8. F 9. T 10. T

三、填空题

1. 脑炎　脑膜炎　脑膜炎

2. 2~3 天

3. 颈内动脉系统

4. 卡马西平

5. 震颤麻痹　中老年人

6. 原发性癫痫　继发性癫痫

四、问答题

1. 答题要点：周围神经病的主要病理改变有 4 种：①Wellerian 变性。②轴突变性，以及由于轴突变性和继发性脱髓鞘造成远端向近端发展的逆死性神经病。③节段性脱髓鞘。④神经元细胞变性，继发性的轴突和髓鞘破坏。其中以前 3 种尤为主要。

2. 答题要点：蛛网膜下腔出血的出血部位在脑外蛛网膜下腔，而脑出血是脑实体的出血，所以两者的临床表现截然不同。见下表。

蛛网膜下腔出血与脑出血的鉴别要点

鉴别点	蛛网膜下腔出血	脑出血
发病年龄	动脉瘤好发于 30~60 岁，血管畸形青少年多见	多见于 50~65 岁
常见病因	多为动脉瘤、血管畸形	高血压及脑动脉粥样硬化
起病状态	活动、情绪激动	活动、情绪激动
起病速度	急骤，数分钟症状达到高峰	数十分钟至数小时达到高峰
血压	多正常，或可增高	多明显增高
头痛	极常见，剧烈	常见
意识障碍	轻，为短暂性	重，为持续性

3. 答题要点：单纯疱疹病毒性脑炎的病理中十分重要的是颞叶和额叶等部位的脑炎并伴有出血性坏死，所以单纯疱疹病毒性脑炎除了有急性发热、约 1/4 有口唇疱疹史等感染表现外，必然有颞叶和额叶等实质损害的突出表现。有时以轻微意识改变、人格变化和精神症状为首发表现，有时以癫痫为首发表现。接着有明显精神症状和痴呆，最后有脑实质广泛的弥漫性炎症损害、深昏迷和去皮质状态。在脑电图中有弥漫性高幅慢波发放，以单侧或双侧颞、额区为明显。脑 CT 和 MRI 扫描中也有颞叶、海马等区损害表现而且 MRI 中可提示有出血性损害的不等信号的 T_1 和 T_2 加权的高信号。
4. 答题要点：根据临床表现及其脑电图呈现特点，将癫痫分为部分性发作、全面性发作和不能分类的发作。

部分发作中又可分为单纯部分性发作（包括部分运动性发作、躯体感觉和特殊感觉性发作，自主神经发作和精神性发作）、复杂部分性发作（或称精神运动性发作）和部分性发作泛化为全面性发作。全面性发作中主要包括有失神发作、肌阵挛性发作、强直-阵挛性发作和失张力发作。